子どもはもちろん！大人になっても

身長は伸びる!

アスリートゴリラ鍼灸接骨院院長
高林孝光

自由国民社

はじめに

本書は、タイトルからもわかるように、身長を伸ばすための本です。本書を読んで、その内容を実行に移していただければ、**誰もが確実に身長を伸ばすことができます。成長期のお子さんはもちろん、すでに成長期を終えた若者や中高年でも、背が高くなります。**今回のメソッドを実践して、**その場で身長が0・7センチ伸びた80歳の女性もいるのです。**

なぜ、私はこのような方法を考案するに至ったのでしょうか。まず、その経緯からお話ししましょう。

私が院長を務める「アスリートゴリラ鍼灸《しんきゅう》接骨院」は、アスリート専用の治療院ではありませんが、私がスポーツトレーナーとして車椅子ソフトボール日本代表チームなど数多くのトップチームに帯同してきたことから、さまざまなジャンルのアスリートが多数来院されています。

アスリートにとって身長は、そのパフォーマンスを左右する重要な要素です。身長が1センチ違うだけで、勝利やレギュラーの座を手にするか否《いな》かが決まることもめずらしくありません。そのため、彼らから「少しでも背が高くなる方法はないか」とたずねられることがたびたびありました。

また、私は彼らのようなアスリート以外にも、少年野球や少年サッカーなどをしている子どもたちのスポーツ障害の治療も行っています。彼らの場合は、保護者のかたがたから「ウチの子はクラスでも背が低くて……」と相談されることがよくありました。

いずれの場合も、私は身体のさまざまな不調を治療するなかで知見を得た、身長を伸ばすための簡単な体操を指導し、一定の成果をあげていました。ただし、その時点では、彼らの「もっと背が高くなりたい」という願望に対して、それほど強い思いが込められているとは実感していませんでした。というのも、私自身が子どものころから身長で悩んだ経験がなく、現在も身長176センチと、日本人成人男性の平均身長である170・8センチ（2021年度、文部科学省の調査による）をかなり上回っているからです。

そんな考えが一変する出来事が起こったのは、2022年4月のことです。『タウンワークマガジン』という、若者向けのウェブサイトから「身長が伸びる方法をサイトで紹介してほしい」という依頼がありました。そこで私は、前述した簡単な体操を紹介することにしました。すると、**体操を試したモデルさんの身長が、その場で3センチも伸びたのです。**その反響は予想以上のもので、週間人気記事の上位にランクインしました。

そして、その約1ヵ月後には、『タウンワークマガジン』の記事を読んだ読売テレビ系列の『朝生ワイド す・またん! ZIP!』という番組から、同じテーマでの出演依頼がきました。そのときには、体操に加えて、身長を伸ばすための食事や睡眠の方法にまで言及しました。すると、その反響はすさまじく、**同番組のYouTubeの再生回数は1ヵ月で6514回を数えたのです。**

「世の中には背が高くなりたいと思っている人がこんなにいたのか」――自分の認識不足に気づかされた私は、身長を伸ばすための方法について、改めて研究することにしました。

実は、それまでに私が紹介していた体操は、柔道整復師の世界ではかなりポピュラーな方法であり、とくに目新しいものではありません。詳細は本文でふれますが、多くの人がその場で1～2センチは背が高くなる一方で、その状態を維持するのはむずかしいのが実情でした。

短期間で身長を伸ばすことができ、成果が現れたあとも継続すれば、さらに背が高くなる——そんな方法を求めて試行錯誤をくり返した結果、誕生したのが、今回、本書で紹介する**伸長《しんちょう》エクササイズ「のびタス」**です。

のびタスは、これまでの私の治療経験を総動員させ、人体構造学の粋《すい》を結集したメソッドです。大人も子どもも確実に身長が伸びるうえに、背すじが伸びる、足が長くなる、おなかがへこむなど、全身のスタイルもよくなります。

また、『朝生ワイド す・またん！ ＺＩＰ！』で食事や睡眠の話題にも反響があったことから、本書ではそれらの点についても、さらに深掘りしています。

本書が、背が高くなりたいと願うすべてのかたがたのお役に立つことができれば、著者として望外の喜びです。

高林《たかばやし》孝光《たかみつ》

2023年6月

身長は伸びる！　目次

はじめに　3

第1章　身長は自分で伸ばせる

体重はコントロールできても身長はコントロールできない？　16
身長が伸びるメカニズム　20
大人になったらもう身長は伸びないのか　24
カギは「代謝」「成長ホルモン」「骨格」　32
代謝　32
成長ホルモン　34
骨格　35
身長を伸ばす条件をすべて備えた究極のエクササイズ　36

第2章

1分で身長が伸びる伸長エクササイズ「のびタス」を初公開

有効率97%超! 平均で1センチも背が高くなっている 40

全部やってもたった1分で終わる 44

のびタス 1 腕のグルグル後ろ回し 48

のびタス 2 わき腹プッシュ&骨盤起こし 52

のびタス 3 もも前伸ばし 58

のびタス 4 イスお尻伸ばし 62

のびタス 5 バンザイクッションスクワット 66

のびタス 6 つま先立ちウオーク 70

さらに効果を高めるオプションメニュー 74

のびタス オプションメニュー 1 背中反らし 74

のびタスオプションメニュー 2
ひざV字ストレッチ 76

第3章 のびタスの効果をさらに高める日常生活の工夫
運動・食事・睡眠のゴールデン・トライアングル 80
牛乳を飲めば背が伸びる？ 81
身長が伸びる理想の食事とは 87
肝臓と甲状腺によい食材もとれば完璧 93
どんなに遅くても日付が変わる前には寝る 97
睡眠時間とともに睡眠の質も重要 100

第4章 のびタスで身長が伸びた！ 体験者の歓喜の報告
50歳を過ぎても2ヵ月で2・5センチも背が高くなり
高2の長女も2・2センチ伸び
ともに背すじがピンとして親子で大喜び 106

小学6年生から12年間止まっていた身長が
2ヵ月半でなんと7・7センチも高くなり
ネコ背もO脚も改善してスタイルがよくなった
114

1ヵ月で身長が2・3センチも伸び
相手にプレッシャーを与えられるようになって
プレーの質も向上した
121

バスケットボール選手にとって
重要な武器である身長が3・9センチも伸びて
プレーも対戦相手の見る目も変わった
129

背の低さを気にしていた小学5年生の息子の身長が
3ヵ月半で8センチも伸び
自信がついて性格まで明るくなった
138

付章

身長をより高く「見せる」裏技

基本は「視線を上に集める」こと　146
錯視効果を使ってさらにワンランクアップ　150
Vネックのシャツを着る　151
服に縦のラインをとり入れる　153
色を縦に分割する　153
手首や足首を露出する　156
ヒールの高い靴の意外なメリット　158
身長を測定するときのコツ　163

おわりに　167
参考文献　171
身長記録表　173

第1章

身長は自分で伸ばせる

体重はコントロールできても身長はコントロールできない？

「はじめに」でふれたように、世の中には、背が高くなりたいという願望が根強くあります。これは、裏を返せば、思うように身長を伸ばすことができていないという現実があるともいえます。この点は、体重と比較するとわかりやすいと思います。

ダイエットの効果には、当然、個人差があります。ダイエットを始めてすぐに体重が落ちる人もいれば、数ヵ月続けても体重が変わらない人もいるでしょう。しかし、それでも体重は本人の意志である程度コントロールすることが可能です。極端な話、まる一日絶食すれば、どんなにやせにくい体質の人でも、いくらかは体重が落ちるはずです。

　また、ダイエットとは逆に、スポーツなどのために体重をふやさなければならないときにも、自分の意志でコントロールすることができます。無理をしても大食を続けているうちに、胃が大きくなり、やがて体重は徐々にふえていきます。

「しかし、身長はそういうわけにはいかない」というのが、みなさんの実感でしょう。背が高くなりたいからといって、何かを実行したら、ぐんぐん背が伸びるわけではない。**身長は遺伝や体質で決まるので、自分でコントロールなどできない――本当にそうでしょうか。**

　確かに、親の身長から子どもの最終身長を予測する式というものは存在します。その予測式によると、

・男児＝（父親の身長＋母親の身長＋13）÷２
・女児＝（父親の身長＋母親の身長－13）÷２

となります。

たとえば、身長１７５センチの父親と身長１５８センチの母親の間に生まれた男の子の最終身長は、（１７５＋１５８＋13）÷２で１７３センチと予測されます。

しかし、これはあくまでも**「予測式」であって、絶対的な公式ではありません。**

また、身長と遺伝との関係についても、「身長の８割は両親の身長で決まる」という説がある一方で、**「身長に対する遺伝的な影響は25～30％にすぎず、75～70％は後天的な影響」とする説も存在しています。**

文部科学省のデータによると、日本人の平均身長は、戦後から約50年の間に9センチ以上も伸びています。身長が遺伝で決まるのなら、この変化をどう説明できるのでしょうか。

身近な例でいえば、**両親ともに背が低いのに、その子どもは高身長という家族はいくらでもいます。その反対もしかりです。**

身長が後天的な影響で決まるのなら、身長も体重のように自分の意志でコントロールできるのか。そして、そのためには何をすればよいのか——その答えを出す前に、まず身長が伸びるメカニズムについて説明しましょう。

身長が伸びるメカニズム

身長が伸びるということは、骨が伸びるということです。

私たちの体には、２０６個の骨があります。このうち、**身長に直接的に関係するのは、脊椎《せきつい》（背骨）と大腿骨《だいたいこつ》（太ももの骨）、脛骨《けいこつ》（すねの内側の骨）、腓骨《ひこつ》（すねの外側の骨）です**（次ページの図を参照）。なお、脊椎は上から順に頸椎《けいつい》（背骨の首の部分）、胸椎《きょうつい》（背骨の胸の部分）、腰椎《ようつい》（背骨の腰の部分）に分けられます。**これらの骨が縦に伸びることによって、身長が伸びていくわけです。**

それでは、骨はどのように伸びていくのでしょうか。

身長に直接的に関係する骨

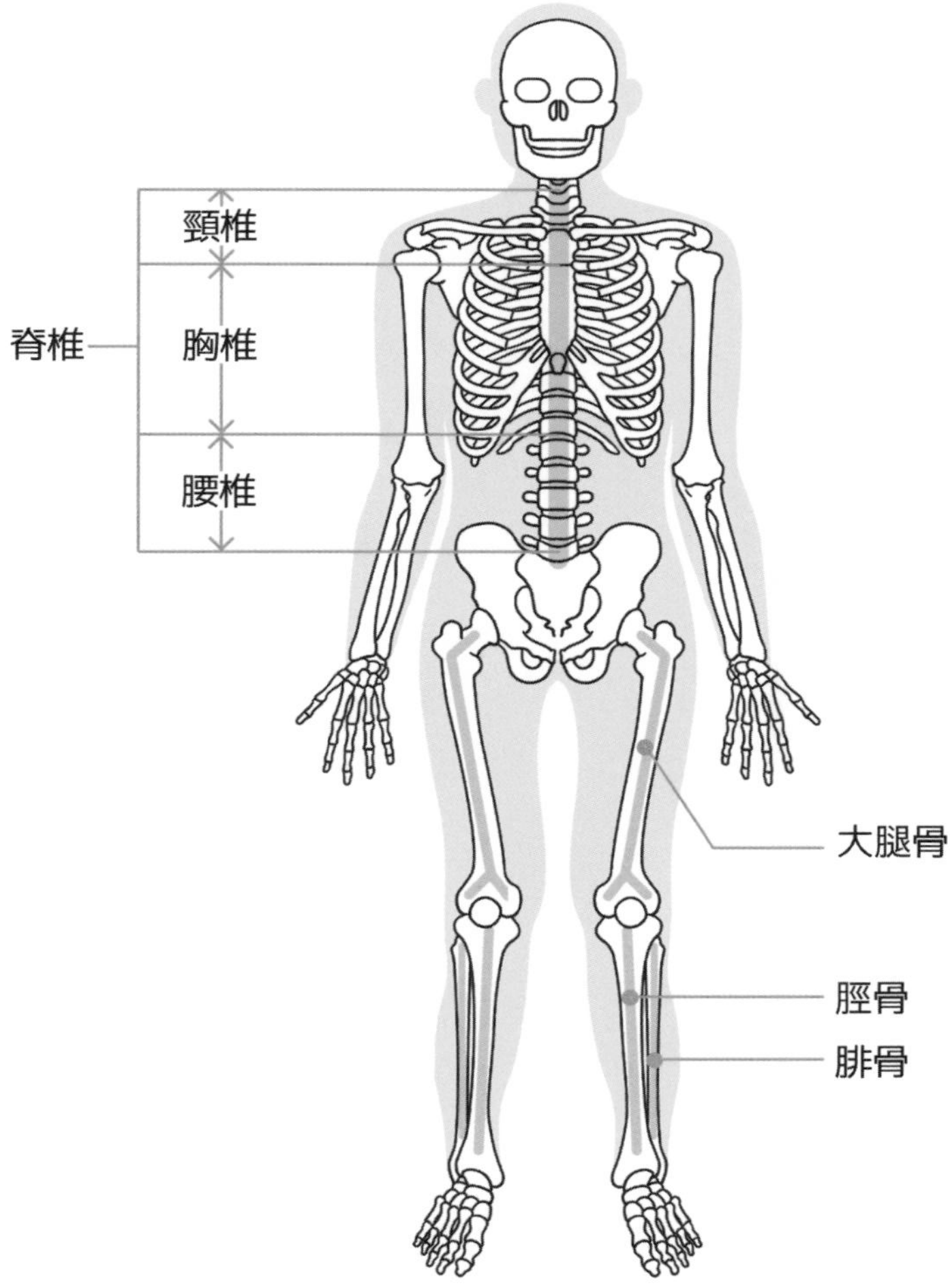

成長期の骨の両端には、骨と骨とのつなぎめに当たる「骨端線《こったんせん》」があります。この骨端線の端から骨が伸びていく部分を「骨端軟骨《こったんなんこつ》」といいます。**骨端軟骨の細胞である「軟骨芽細胞《なんこつがさいぼう》」は、ホルモンの働きや栄養が豊富な血液を受けることによって増殖《ぞうしょく》・成長し、層のように積み重なって縦に伸びていくのです**（次ページの図を参照）。

成長期が終わりを迎える17～18歳になると、軟骨芽細胞はしだいに働きが衰《おとろ》え始め、軟らかい軟骨層が硬い骨に変わっていきます。やがて骨端線が閉じて（消えて）、軟骨層がなくなると、骨の成長が止まり、身長はその時点でストップします。

ということは、**成長期が終わるまでの間に、ホルモンや血液の循環をよくして、軟骨芽細胞の増殖・成長を促《うなが》せば、身長を確実に伸ばすことができるわけです。**

逆にいえば、**これまで身長が伸びなかった原因は、遺伝や体質ではなく、軟骨芽細**

骨が伸びる仕組み

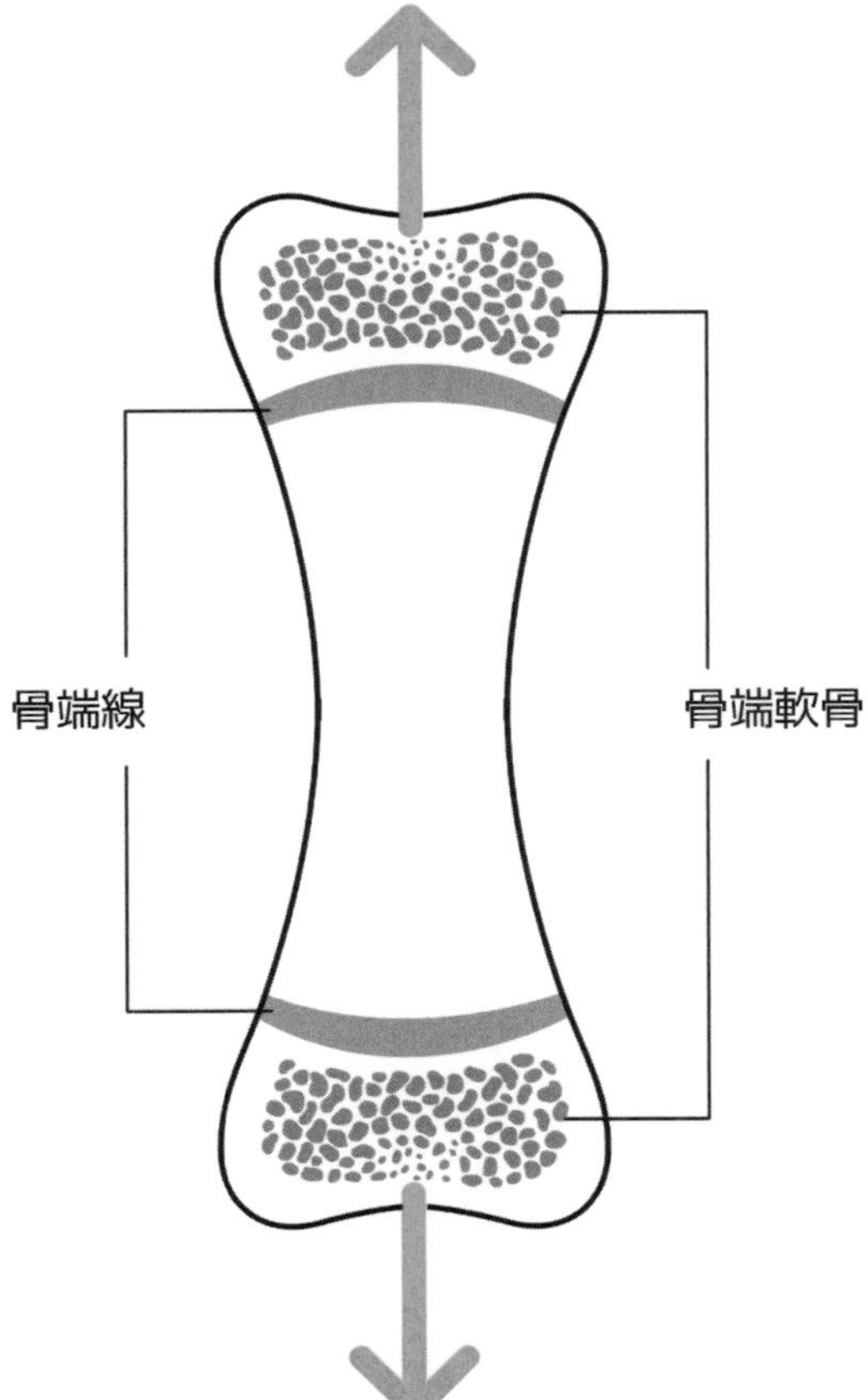

骨端軟骨にある軟骨芽細胞が増殖・成長し、
層のように積み重なって縦に伸びていく

胞の増殖・成長を促すような生活をしていなかったから。もっといえば、軟骨芽細胞の増殖・成長を妨《さまた》げるような生活をしていたからと考えられるのです。

大人になったらもう身長は伸びないのか

軟骨芽細胞の増殖・成長を促す具体的な方法については、次章以降でくわしく紹介しています。したがって、思春期前のお子さんをお持ちの親御さんや、いままさに思春期の真っただ中にいる中高生は、次章以降に記されている方法をお子さんにさせたり、ご自身が実行したりすれば、確実に身長が伸びます。

それでは、成長期を終えた大人は、これ以上、身長が伸びることはないのでしょうか。医学的には、それが定説となっています。しかし、私は複数の理由から「大人に

なっても身長が伸びる可能性はじゅうぶんにある」と考えています。

まず一つめの理由は、**「骨端線が閉じても、骨全体に散らばっている骨芽細胞《こつがさいぼう》の働きによって骨が伸びる」という説があることです。**骨は、軟骨をへて骨に置き変わるものと、骨芽細胞によって直接形成されるものとによって形成されています。したがって、軟骨芽細胞がなくなっても、身長が伸びる可能性はあるのではないかと考えられるのです。

実際に、大人になってから身長が伸びた例は、枚挙にいとまがありません。

プロ野球、千葉ロッテマリーンズの佐々木朗希《ささきろうき》投手の身長は、球団の公式ホームページでは190センチとなっています（2023年6月現在）。しかし、これは18歳だった2019年、入団時の身長です。実は、2020年に開催されたファン感謝デーにおいて、本人が「この前、測ってみると１９２センチになっていました」と証言しているのです（sankei.com ２０２０年10月）。

また、俳優の賀来賢人《かくけんと》さんは、２０２２年5月に「これまで身長１７８センチと公表していましたが、先日の身体測定にて１７９・２センチということが判明しました」と報告しています。この時点で加来さんの年齢は32歳です。

さらに、女優の観月《みづき》ありささんは、２０２２年12月に出演したテレビ番組において「30代までは１６９・８センチくらいだったのが、40代になって１７０・２センチになって、いまだに身長が伸び続けています」と話しています。

みなさんの周囲にも、このように大人になってからも身長が伸びている人は、意外にたくさんいるのではないでしょうか。

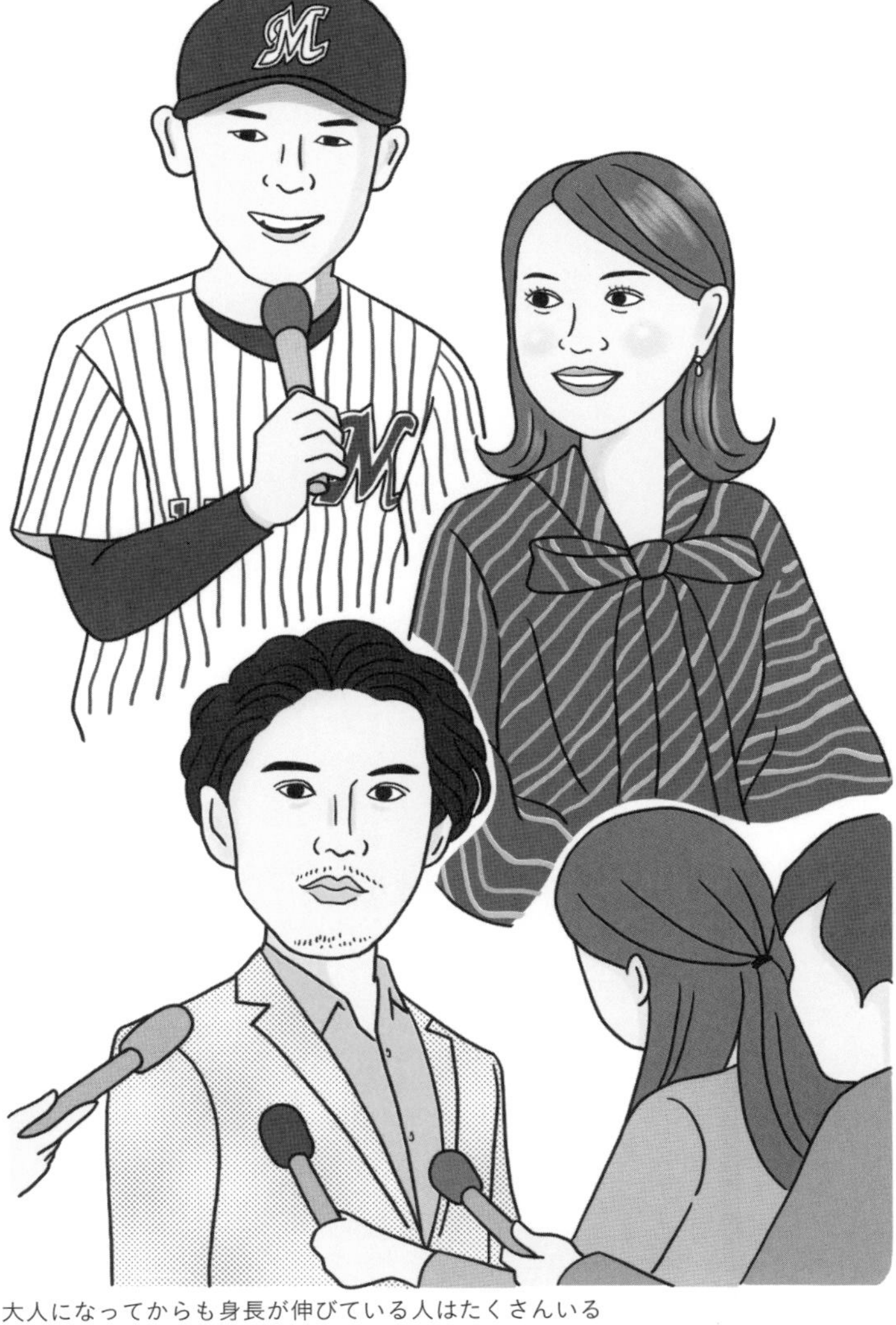

大人になってからも身長が伸びている人はたくさんいる

私が、大人になってからも身長が伸びる可能性があると考える二つめの理由は、**骨全体がランダムに伸びる、すなわち、骨が全体的に大きくなることがあるからです。**

前述したように、身長に直接的に関係する骨は、脊椎、大腿骨、脛骨、腓骨で、これらが縦に伸びることによって、身長は伸びます。しかし、私たちの体は２０６個もの骨で構成されています。**脊椎、大腿骨、脛骨、腓骨以外のさまざまな骨が、たとえ縦に伸びなくても全体的に大きくなれば、その結果として身長が高くなると考えられます。**

骨折をすると、折れた部分に「仮骨《かこつ》」という新たな骨組織が形成されます。軟らかく弾力性のある仮骨にカルシウムが沈着すると、３～６週間後に硬くて丈夫な骨に生まれ変わります。「骨折をすると、その骨が強く、大きくなる」といわれるのは、そのためです。もちろん、だからといって、骨を大きくするために骨折するわけにはいきません。**全身の骨を若々しく大きくするためには、適切な運動とじゅうぶんな栄養が必要になります。**この点については、のちほどくわしく解説します。

大人になってからも身長が伸びる可能性があると考える三つめの理由は、私の専門分野である**「骨格」を改善することによる伸長《しんちょう》効果です。**

慢性的に運動不足で、パソコンやスマホを操作している時間が突出して長い現代人の骨格は、乱れに乱れています。

体を動かす機会が極端に少ないために全身の筋力が不足した状態で、パソコンやスマホの画面を見るために前かがみの姿勢を続けていると、頭が前方に傾いて肩も内側に巻く「巻き肩」になります。すると、背中が徐々に丸まってネコ背になります。**ネ**

コ背になると、固く萎縮《いしゅく》した大臀筋《だいでんきん》（お尻の筋肉）やハムストリングス（太ももの後ろ側の筋肉群）に引っぱられて、本来は垂直に立っているべき骨盤《こつばん》が後傾して、その姿勢が固定してしまいます。この姿勢が常態化すると、体のバランスをとるために下腹を突き出すようになり、いわゆるポッコリおなかにもなります。

その逆に、骨盤が前傾している人も多くいます。とくに、腹筋《ふっきん》や大腿四頭筋《だいたいしとうきん》（太ももの前側の筋肉）が衰えて固く萎縮すると、骨盤がそれらに引っぱられて前傾します。すると、内転筋《ないてんきん》（太ももの内側の筋肉）も衰え、ひざが外側に開いてO脚《オーきゃく》になります。こうしたネコ背やO脚を改善して、脊椎や脛骨・腓骨が真っすぐ伸びれば、その分、身長は伸びるわけです。

また、骨格を正すということは、骨に付着した筋肉を正すことにもつながります。筋肉がしっかりとして大きくなれば、やはりその分、身長は伸びます。

骨格の矯正による伸長効果

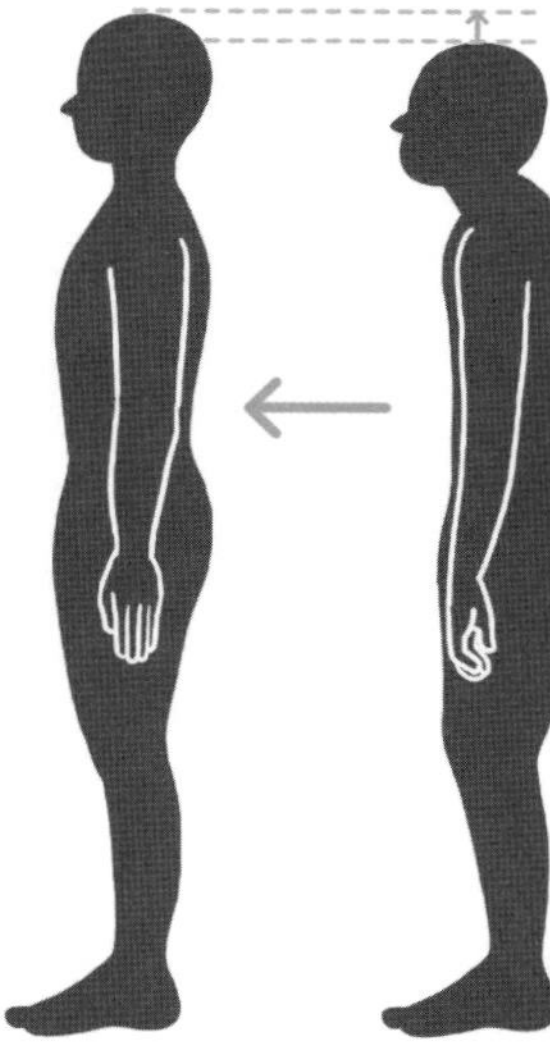

ネコ背の改善による効果

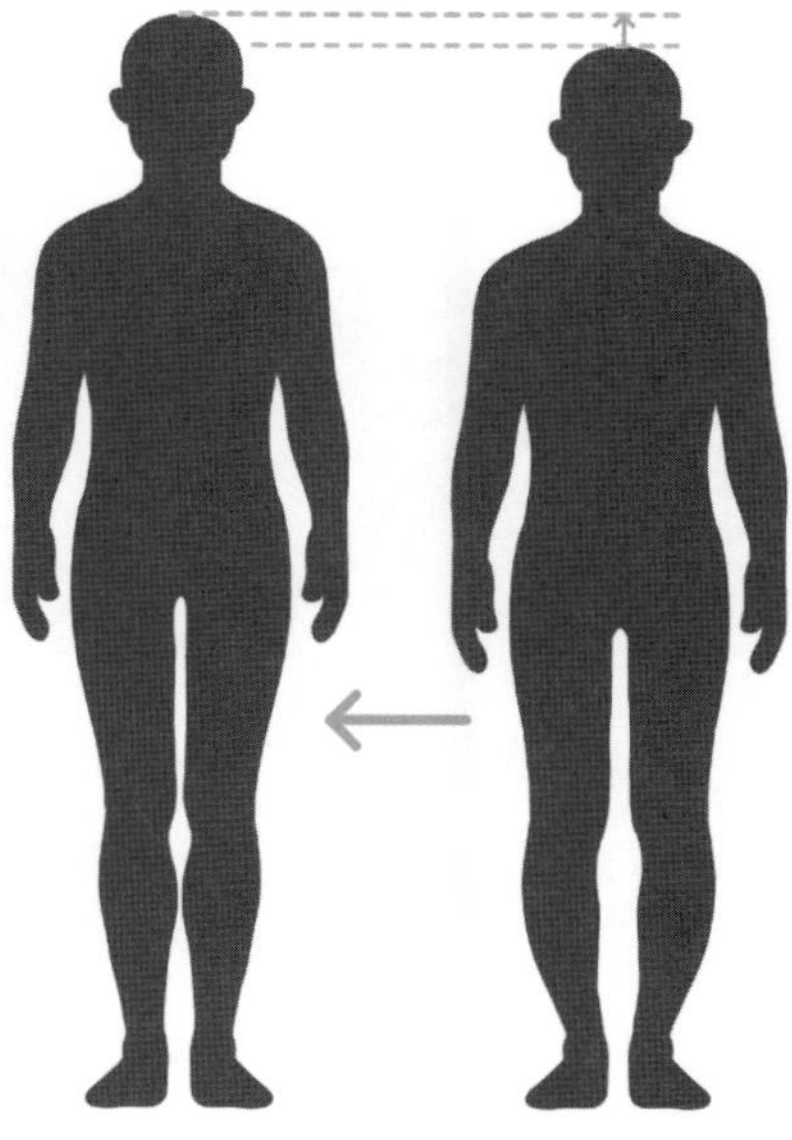

O脚の改善による効果

カギは「代謝」「成長ホルモン」「骨格」

それでは、身長を伸ばすためには、私たちは何をすればよいのでしょうか。

私は、そのキーワードとして「代謝《たいしゃ》（体内での物質の変化や入れ替わり）」「成長ホルモン」「骨格」の三つをあげています。

それぞれについて順番に解説していきましょう。

代謝

前述したように、軟骨芽細胞は、ホルモンの働きや栄養が豊富な血液を受けることによって増殖・成長し、層のように積み重なって縦に伸びていきます。ということは、**ホルモンや血液の循環をよくして、全身の代謝を促すことが、身長を伸ばすためには、とても重要になります。**

これは、軟骨芽細胞に限った話、すなわち、成長期を終える前の子どもに限った話ではありません。すでに成長期を終えた大人の場合も、代謝を促せば、全身の関節に関節液がいきわたり、丈夫で大きな骨をつくるのに役立ちます。骨が全体的に大きくなれば、その分、身長も伸びるのは前述したとおりです。

代謝を促す具体的な方法については後述するので、ここでは「代謝を促すことが重要」とだけ覚えておいてください。

成長ホルモン

成長ホルモンとは、脳の下垂体《かすいたい》から分泌《ぶんぴつ》されるホルモンの一つで、文字どおり成長に関する作用と、代謝をコントロールする作用があります。**軟骨芽細胞の増殖・成長と大きく関係するホルモンとして有名ですが、大人の骨や筋肉を強くて丈夫にする働きもあり、人間の一生にわたって必要なホルモンとされています。**

したがって、**大人も子どもも成長ホルモンの分泌を促すことは、身長を伸ばすうえで欠かすことができません。**

成長ホルモンの分泌を促すカギは「運動」「食事」「睡眠」の三つにあります。食事と睡眠については第3章でくわしく解説しているので、本章の最後で運動についてお話しします。

骨格

ゆがんだ骨格を本来の正しい姿に矯正《きょうせい》すれば、その分、身長が伸びるのは前述したとおりです。この点についてもう少しくわしくお話ししましょう。

実は、柔道整復師の世界では、ネコ背やO脚を改善して、その分、身長を高くするのは、よく知られた方法です。即効性があり、その場で身長が1～2センチ伸びることがめずらしくないため、テレビのバラエティー番組などでも取り上げられることがよくあります。

ただし、その状態を維持するのはきわめてむずかしく、ある程度の時間が経過すると、元の身長に戻ってしまうという欠点がつきまとっていました。

そこで私は、**ネコ背やO脚の原因になっている脊椎や脛骨・腓骨のゆがみだけでなく、全身の骨格を矯正し、なおかつその状態を維持できるばかりか、継続すればさらに身長が伸びる方法を模索しました。その結果、誕生したのが、本書で初公開する伸長エクササイズ「のびタス」です。**

身長を伸ばす条件をすべて備えた究極のエクササイズ

「のびタス」というネーミングは、「実行すればその場で身長が伸び（のび）、さらに継続すれば継続するほど身長が足されていく（タス）」ことから決まりました。

のびタスは、全身の骨格を自分で手軽に矯正できるように構成されています。しかも、その動きは、前述した代謝と成長ホルモンとも深くリンクしているのです。

全身の関節に栄養をいきわたらせて代謝を促すには、全身を動かすことが必要です。そのうえ、「曲げる」「伸ばす」「ひねる」など、さまざまな動きが求められます。のびタスは、その条件のすべてを満たしています。

しかも、**全身の骨格を矯正することは、成長ホルモンの分泌を促すことにもつながります。**骨盤が後傾あるいは前傾していることの多い現代人には、足の指の裏側が地面に接していない「浮き指」がよく見られます。しかし、のびタスによって骨盤が正しい位置に収まり、浮き指が解消すると、足の指の裏側が地面に接するようになります。足の裏マッサージの世界では、足の第1指（親指）の裏側には脳の反射区《はんしゃく》（全身のさまざまな臓器や器官が反射投影されている部位）があるとしています。脳の反射区が刺激されれば、脳の下垂体から成長ホルモンの分泌が促されるのです。

さらに、**成長ホルモンは、激しい運動よりも、ゆっくりと行う「スロートレーニング」によって分泌が促されることが判明しています。**のびタスは、この点でも理想的な方法です。すべての動きがゆっくりとして、**いわば二重の意味で成長ホルモンの分泌をよくするのです。**

全身の代謝を促進して、成長ホルモンの分泌を促し、骨格を矯正するのびタスは、簡単な動作ばかりなので、子どもから中高年まで、誰もが手軽に行えます。次章では、そのやり方をくわしく紹介します。

第2章

1分で身長が伸びる伸長エクササイズ「のびタス」を初公開

有効率97％超！
平均で1センチも背が高くなっている

代謝《たいしゃ》（体内での物質の変化や入れ替わり）を高め、成長ホルモンの分泌《ぶんぴつ》を促進し、全身の骨格を矯正《きょうせい》して身長を伸ばす伸長《しんちょう》エクササイズ「のびタス」。その具体的なやり方を紹介する前に、この画期的なメソッドの実効データを公開しましょう。

次ページの表をご覧ください。これは、２０２２年10月から11月までの約1ヵ月間にわたって、のびタスを実践した38人のデータをまとめたものです。

38人の内訳は、男性18人・女性20人。年齢は最年少が11歳、最年長が73歳で、平均年齢は約43歳になります。実践にあたっては、一日に最低1度、任意の時間にのびタ

のびタスを実行した38人の身長の推移

No.	氏名	年齢	性別	実行前	初回実行後	1ヵ月後	トータル伸長
1	W・E	52	男性	175.7	176.2	177.0	**1.3**
2	O・Y	67	女性	155.3	155.6	156.1	**0.8**
3	I・S	71	女性	151.3	151.8	152.7	**1.4**
4	W・N	26	女性	166.0	166.9	168.0	**2.0**
5	S・S	50	男性	160.5	161.3	161.7	**1.2**
6	I・H	62	女性	158.5	159.2	159.5	**1.0**
7	1・M	70	女性	156.0	156.3	156.7	**0.7**
8	A・J	14	女性	143.0	143.7	143.9	**0.9**
9	N・M	68	男性	157.5	157.9	158.3	**0.8**
10	T・M	48	男性	163.5	164.0	164.1	**0.6**
11	S・M	60	男性	163.5	164.8	165.0	**1.5**
12	A・T	33	男性	161.0	161.7	162.2	**1.2**
13	I・H	55	女性	156.5	156.8	157.0	**0.5**
14	S・K	73	女性	150.0	150.2	150.4	**0.4**
15	N・Y	59	女性	156.5	156.8	157.2	**0.7**
16	S・A	39	女性	161.5	162.7	163.0	**1.5**
17	S・K	42	女性	153.5	154.3	154.7	**1.2**
18	T・T	26	男性	179.1	179.6	180.0	**0.9**
19	Y・K	56	女性	162.5	163.1	163.3	**0.8**
20	K・K	37	女性	163.5	164.0	164.6	**1.1**
21	H・T	42	男性	172.5	172.7	173.8	**1.3**
22	D・M	62	男性	158.0	158.8	159.2	**1.2**
23	T・M	61	男性	175.5	176.1	176.3	**0.8**
24	S・R	59	女性	159.0	159.3	159.5	**0.5**
25	H・K	54	女性	157.6	157.6	—	**0.0**
26	O・K	12	男性	163.0	163.3	163.7	**0.7**
27	T・S	17	男性	175.5	176.1	176.5	**1.0**
28	K・H	14	男性	170.2	171.0	171.3	**1.1**
29	F・K	11	男性	139.0	139.3	139.8	**0.8**
30	F・W	39	女性	157.2	157.5	157.7	**0.5**
31	H・S	12	女性	134.7	135.0	135.3	**0.6**
32	H・S	44	女性	156.4	157.1	157.6	**1.2**
33	K・E	42	女性	150.5	150.8	151.2	**0.7**
34	K・H	11	男性	154.7	155.2	155.9	**1.2**
35	K・S	56	女性	158.9	159.4	159.8	**0.9**
36	M・K	44	男性	176.3	177.1	177.8	**1.5**
37	Y・Y	16	男性	168.7	169.2	170.1	**1.4**
38	M・H	17	男性	168.7	169.2	170.3	**1.6**

単位：cm

スを行い、当日と約1ヵ月後に身長を測定して記録をするようお願いしました。毎日欠かさず行うのが原則ですが、仕事などの関係でむずかしい場合は、できるだけ間隔を空けないようにと指導しました。1ヵ月後の記録が記載されていない1名は、残念ながら継続を断念されたかたです。

その結果、**38人のうち、継続を断念されたかたを除く37人の身長が伸びていました。有効率は97％超にも上ります。1ヵ月継続した人では100％の有効率です。トータルで最も伸びた人は2・0センチ、最低でも0・4センチ伸びており、平均で約1・0センチ背が高くなっていました。**

また、データには反映されていませんが、多くのかたがたがご家族といっしょに実践され、お子さんやご主人、奥様などにも同様の結果が出たという報告を受けています。

同じく、このデータ外の記録として、特筆すべき結果が残っています。**80歳の女性、A・Yさんの身長が0・7センチ伸びたのです。**A・Yさんは腰痛とひざ痛のために当院に通院されていた患者さんです。とくに症状の重いひざ痛は、背中が丸まって骨《こつ》盤《ばん》が後傾し、ひざに負担がかかっていることが原因と考えられました。

そこで、骨盤の後傾を改善する効果のあるのびタスをすすめてみたのです。「しかも身長も伸びますよ」と伝えましたが、A・Yさんは当初、「いまさら背が伸びてもねえ」と、あまり乗り気ではありませんでした。しかし、やり方を説明したところ、「そんなに簡単にできるのなら、とりあえずやってみようかね」と承諾してくれました。

その結果が0・7センチという数字となって現れたのです。**骨がもろくなり、身長が縮んでいく年齢の人にも、これだけの効果が現れたのは、画期的というほかありま**

せん。

成長ホルモン分泌不全性低身長症のような病的な低身長を除けば、わざわざ医療機関で成長ホルモンの注射を打ったり、高価なサプリメント（栄養補助食品）や健康器具を購入したりしなくても、これだけの効果を得られるのです。これはもう試さない手はないでしょう。

全部やってもたった1分で終わる

のびタスは6種類のエクササイズで構成されています。全身の骨格を矯正すると同時に、その骨格と関連の深い筋肉も強化するよう設計されているので、**原則的に1度に6種類のエクササイズすべてを順番どおり行ってください。6種類を規定の回数行っ**

ても、たった1分しかかかりません。これなら、めんどうくさがりの人でも実行しやすいでしょう。しかも、**すべて1人で行えるものばかりで、必要な道具もクッションやタオルなど身近な日用品のみです。**

行うのは一日に最低1度。もちろん、それ以上できる人は、いくらやってもけっこうです。**やりすぎて体に害が出ることはありません。**

行う時間帯は、重力の影響を受けていない朝が最も効果的です。身長は重力の影響を受けやすく、夕方には朝よりも1～2センチ低くなるといわれています。

ちなみに、無重力（厳密には微小重力）状態の宇宙船に滞在する宇宙飛行士の身長は、地上にいるときよりも平均で3センチ程度高くなり、最大で7・4センチ伸びたという記録もあるそうです。そして、地球に帰還すると、すぐに元の身長に戻るとのことです。横になっていることにより、これほど大きな影響を与える重力の縦方向への力を受けていない朝に行えば、自分の最高到達点を記録することができます。

いずれのエクササイズも、**自然に呼吸をしながらリラックスして行ってください。**

以上を原則的に毎日欠かさず行い、定期的に身長を測定して記録しましょう。効果が数字となって現れてくると、モチベーション（動機づけ）が上がり、さらに継続しやすくなります。173ページの「身長記録表」を利用してください。

それでは、6種類のエクササイズのやり方を紹介しましょう。

のびタスを行うときの注意点

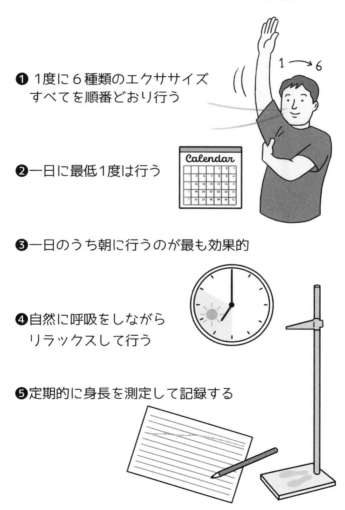

❶ 1度に６種類のエクササイズ
すべてを順番どおり行う

❷一日に最低1度は行う

❸一日のうち朝に行うのが最も効果的

❹自然に呼吸をしながら
リラックスして行う

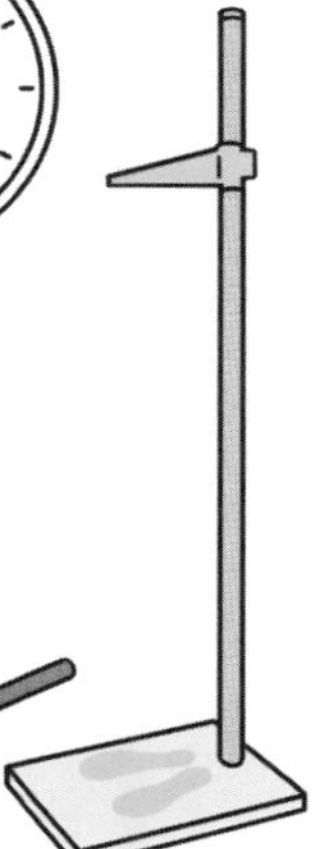

❺定期的に身長を測定して記録する

のびタス1 腕のグルグル後ろ回し

【腕のグルグル後ろ回しのやり方】

❶頭の上からヒモで引っぱられるイメージで背すじを伸ばし、足をそろえて立つ

❷両手を真上に伸ばして腕の長さの違いを確認する

❸片方の腕のつけ根、わきの下あたりに反対の手を当てて、腕を後ろ回しに5回回す

❹再び両手を真上に伸ばして、腕の長さの違いを確認する

❺もう一方の腕のつけ根、わきの下あたりに反対の手を当てて、腕を後ろ回しに5回回す

❻もう1度両手を真上に伸ばして腕の長さの違いを確認する

まず、自分の身長が伸びるイメージを植えつけるためのエクササイズです。④と⑥のときに、回したほうの腕が伸びているのが確認できるはずです。これにより、**自分**

の体を自分で伸ばす感覚を身につけるのです。

最初の姿勢で背すじが伸び、ひざの開きも抑えられるので、ネコ背とO脚《オーきゃく》の両方に働きかけることができます。そのうえで腕を回すので、肩周辺の固まっている筋肉がほぐれ、広背筋《こうはいきん》（背中の中心の大部分を占める大きな三角形の筋肉）がストレッチされ、血流もよくなります。

ポイントは必ず腕を後ろに回すことです。前回しをすると、巻き肩が進行し、背中が丸まってしまいます。できるだけ速く腕を回すと、遠心力が生じてストレッチ効果が高まります。

なお、腕が長くなると、全身のバランスが整って、実際に伸びた身長よりもさらに背が高く見えるという効果もあります。

のびタス
1

腕のグルグル後ろ回し

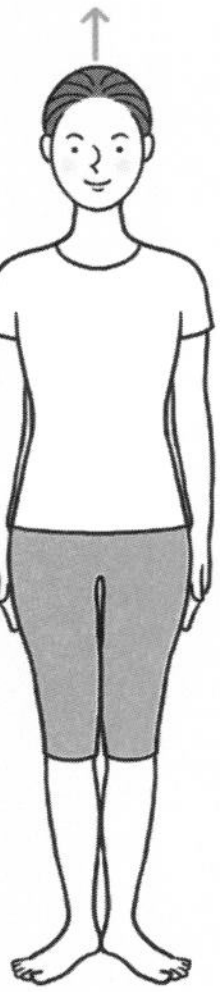

1

頭の上からヒモで引っぱられるイメージで背すじを伸ばし、足をそろえて立つ

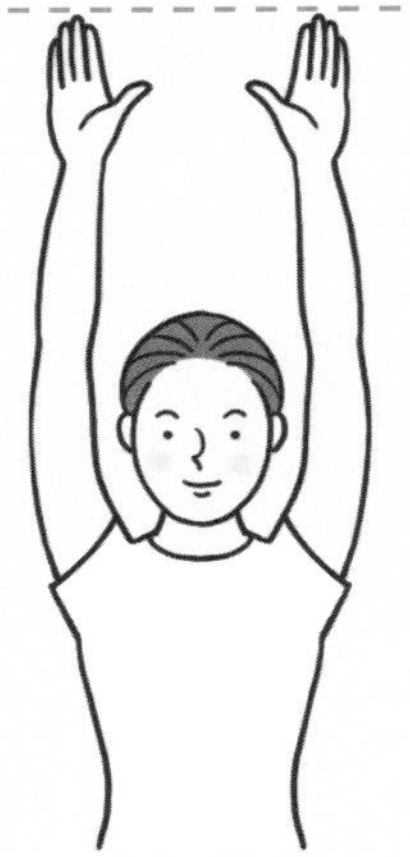

2

両手を真上に伸ばして腕の長さの違いを確認する

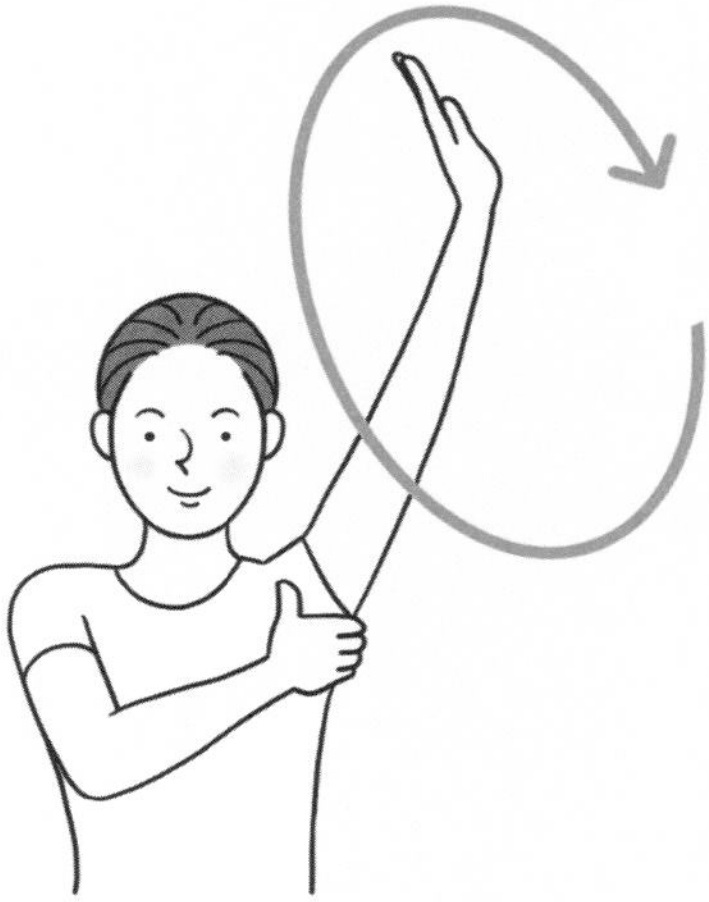

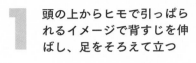

3

片方の腕のつけ根、わきの下あたりに反対の手を当てて、腕を後ろ回しに5回回す

4

再び両手を真上に伸ばして、腕の長さの違いを確認する

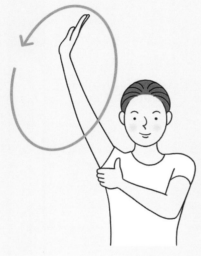

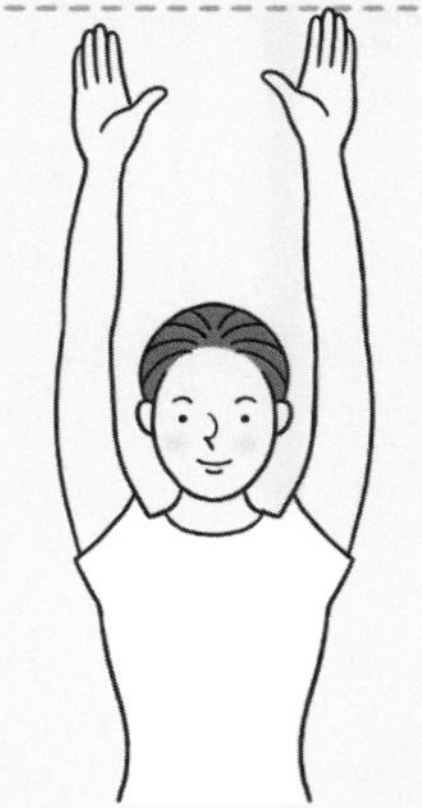

5

もう一方の腕のつけ根、わきの下あたりに反対の手を当てて、腕を後ろ回しに5回回す

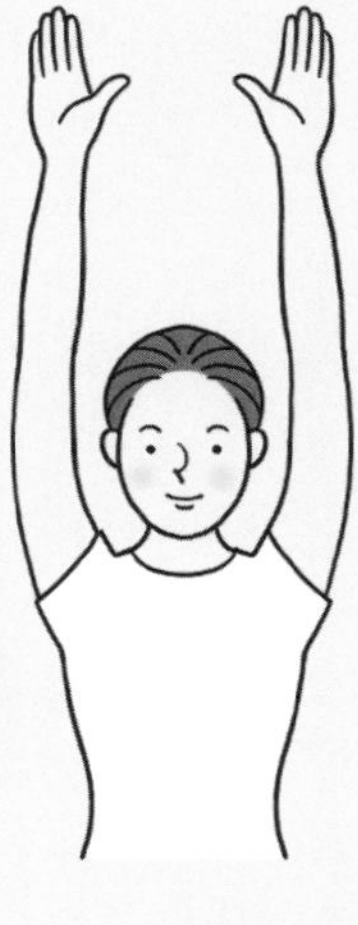

6

もう1度両手を真上に伸ばして腕の長さの違いを確認する

のびタス2

わき腹プッシュ&骨盤起こし

【わき腹プッシュ&骨盤起こしのやり方】

❶足を肩幅よりも広めに開き、両手を腰に当てる
❷腰を反らせて、自分の視界の範囲を確認する
❸左右のわき腹に左右の手の親指の腹を当て、5秒押す
❹再び腰を反らせて、自分の視界の範囲を確認する
❺足をそろえて立ち、前屈をして手の指がどこまで届くかを確認する。このとき、ひざを曲げないように注意すること
❻イスに浅く腰かけて両足をそろえる
❼上体を倒しておなかと太ももをつけ、両手をひざの下に回して足をかかえる
❽お尻をイスから浮かせた状態で5秒キープする
❾再び⑤を行い、柔軟性を確認する

わき腹プッシュは、腹横筋《ふくおうきん》（わき腹の最も深層にある筋肉）を刺激することで体幹《たいかん》を鍛《きた》え、重力に負けずによい姿勢を保つためのエクササイズです。脊椎《せきつい》（背骨）の動きがよくなり、重力によって縮んでいた椎間板《ついかんばん》（脊椎を構成する椎骨《ついこつ》と椎骨の間でクッションの役割をするゼリー状の組織）がふくらむので、その分、背が高くなります。

骨盤《こつばん》起こしは、大臀筋《だいでんきん》や中臀筋《ちゅうでんきん》といったお尻の筋肉や、ハムストリングス（太ももの後ろ側の筋肉群）をゆるめることにより、骨盤の後傾を改善するエクササイズです。骨盤を垂直に起こせば、丸まった背中が真っすぐに伸びるので、わき腹プッシュとの相乗効果で背すじが伸びるようになります。

なお、骨盤が前傾している人や、垂直に立っている人は、もともとお尻からひざの裏にかけての筋肉が引っぱられていないので、その部分をゆるめても問題ありません。

のびタス 2

わき腹プッシュ&骨盤起こし

【わき腹プッシュ】

1

足を肩幅よりも広めに開き、両手を腰に当てる

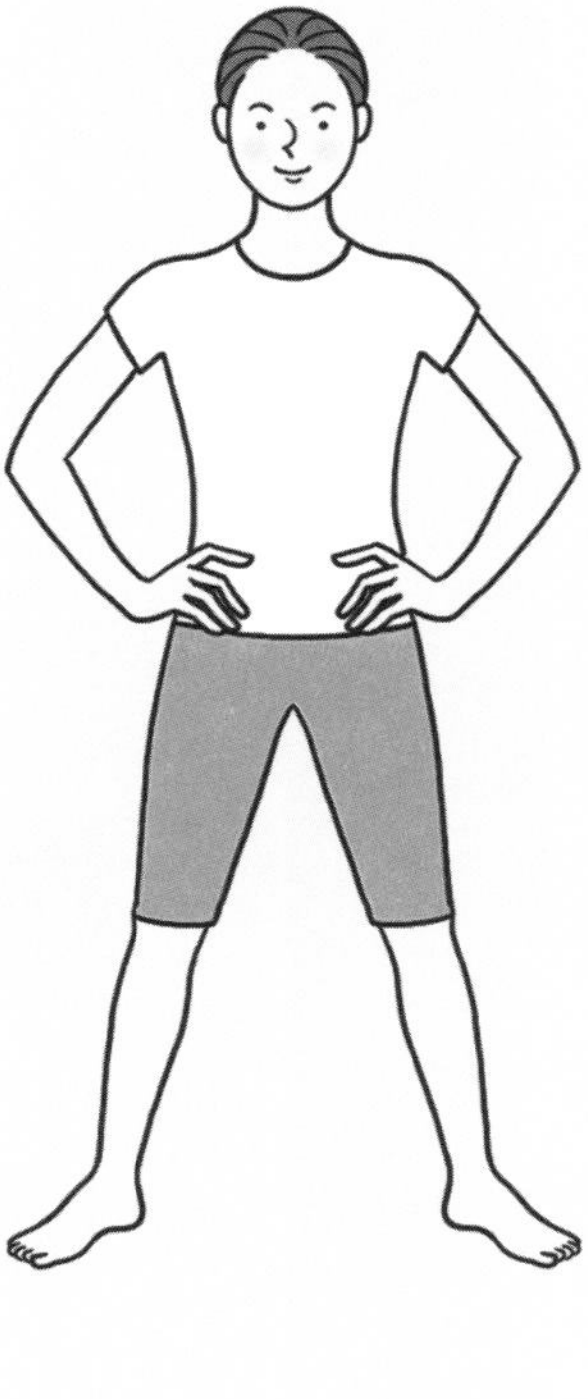

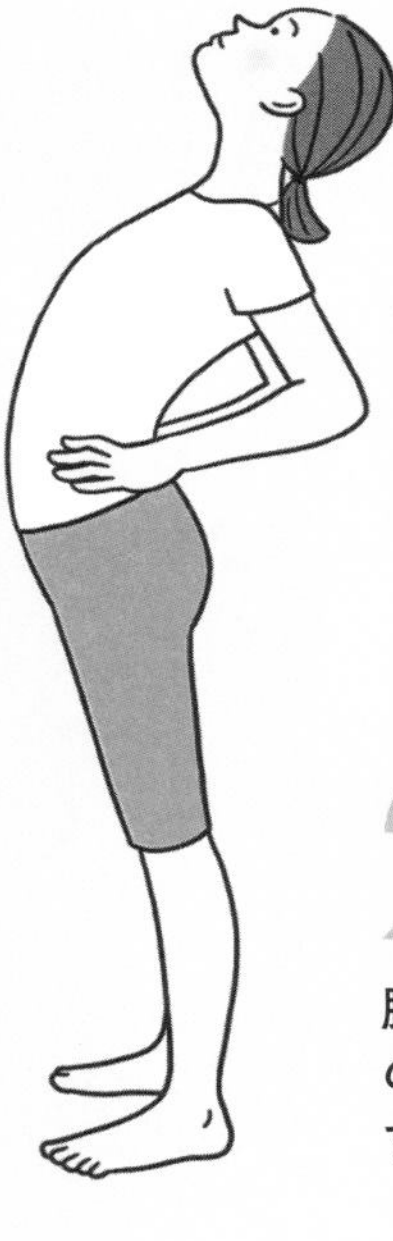

2

腰を反らせて、自分の視界の範囲を確認する

3

左右のわき腹に左右の手の親指の腹を当て、５秒押す

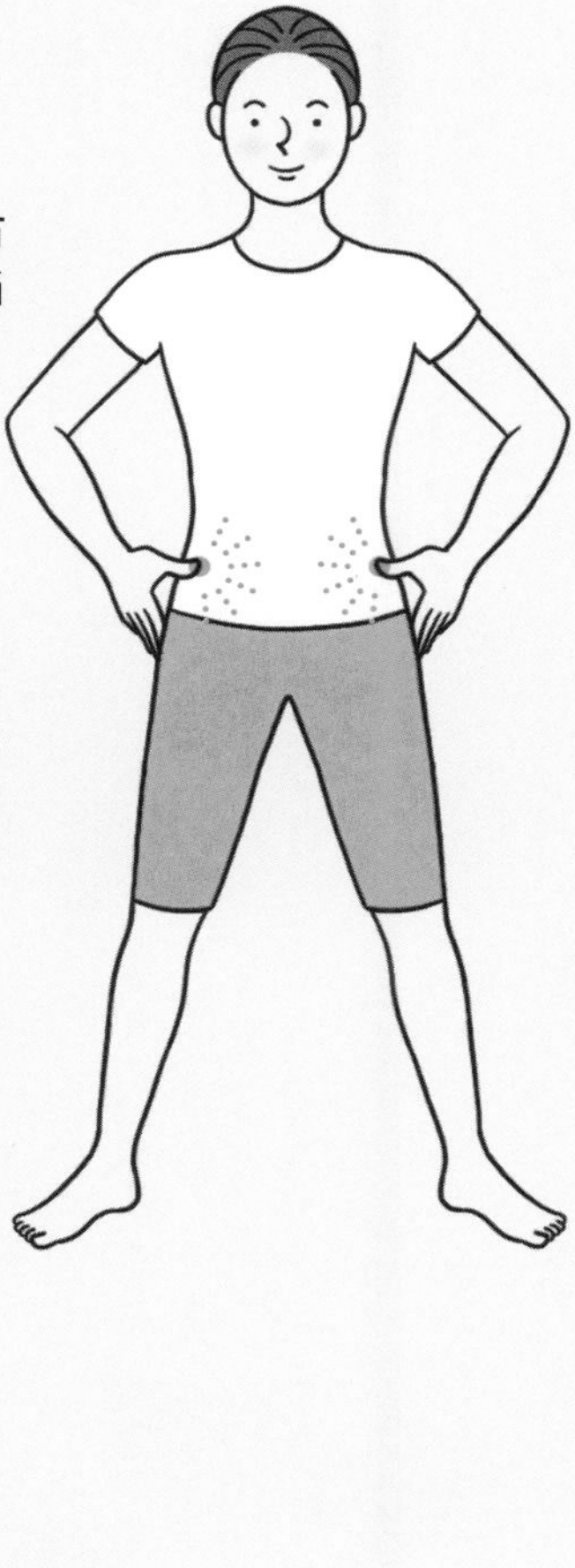

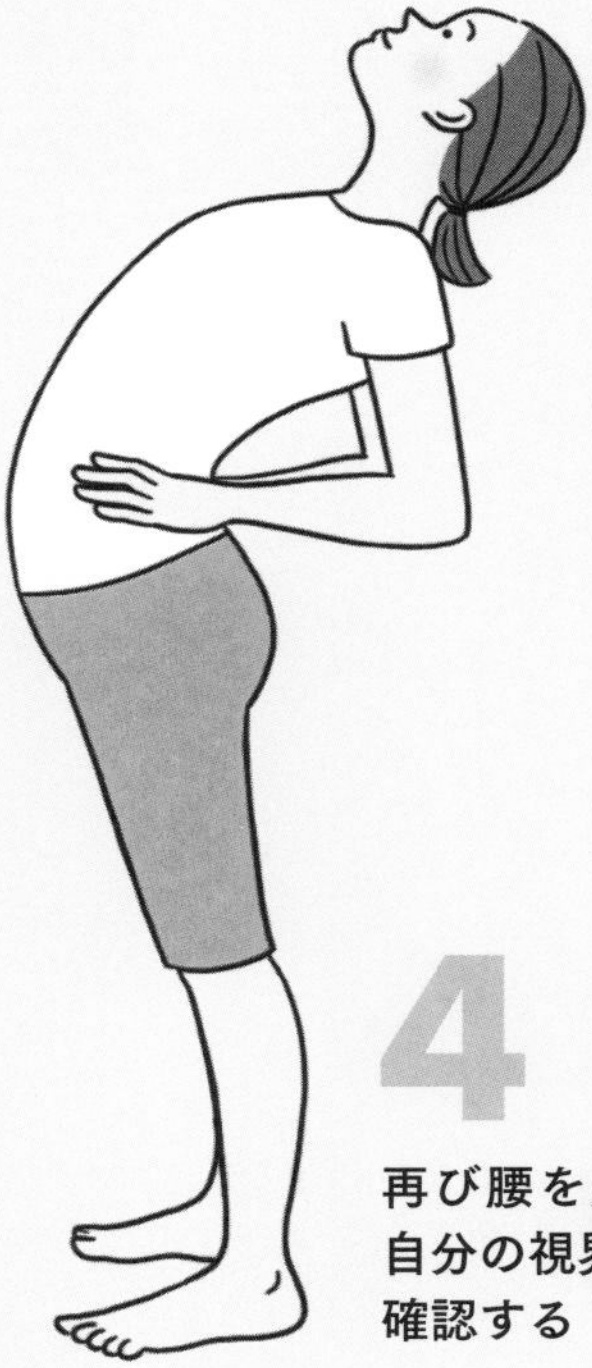

4

再び腰を反らせて、自分の視界の範囲を確認する

骨盤起こし

5 足をそろえて立ち、前屈をして手の指がどこまで届くかを確認する。このとき、ひざを曲げないように注意すること

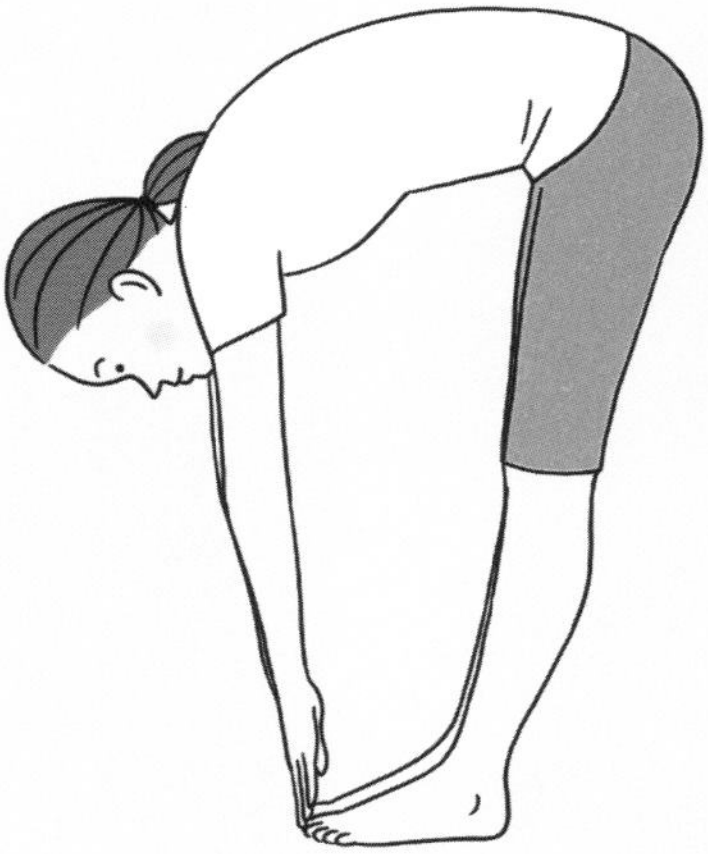

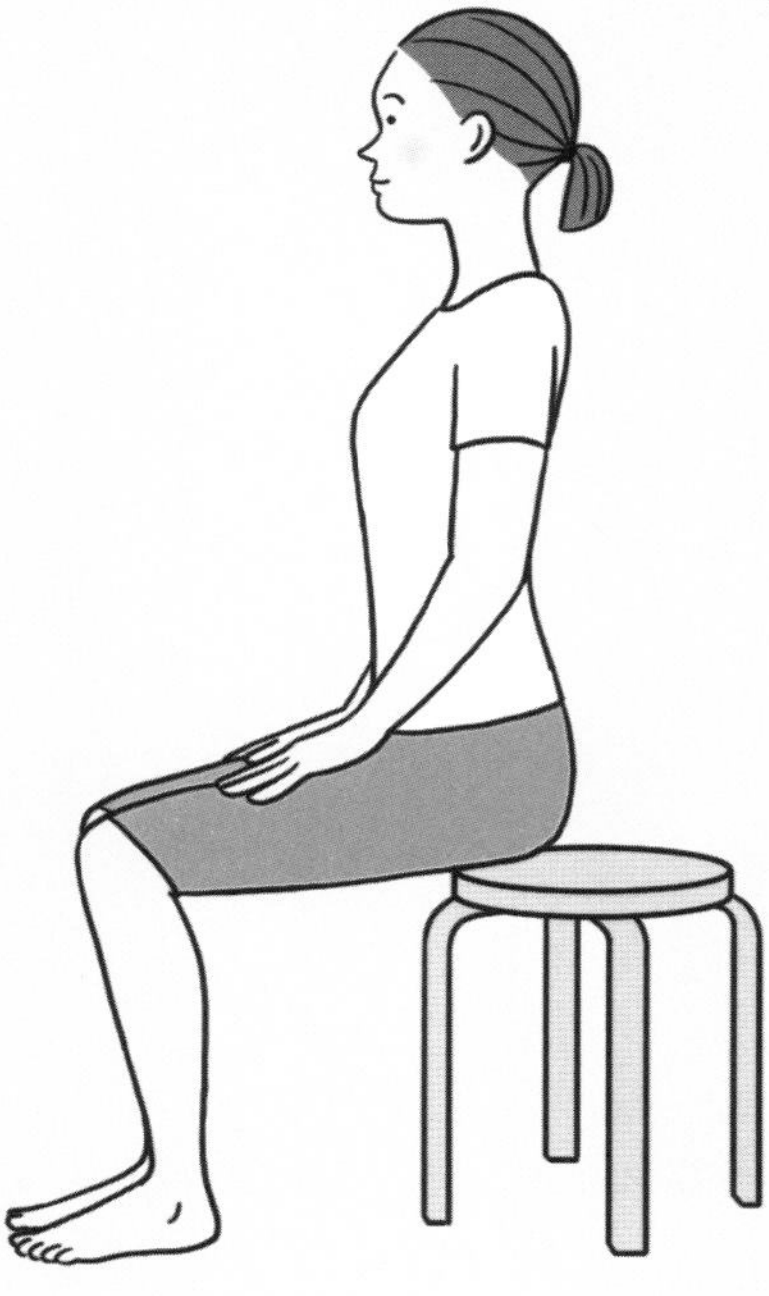

6 イスに浅く腰かけて両足をそろえる

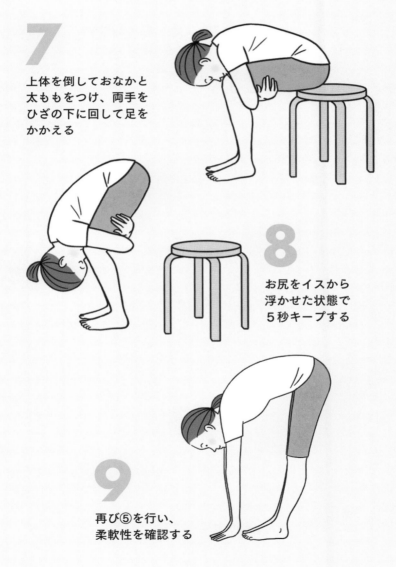

7

上体を倒しておなかと
太ももをつけ、両手を
ひざの下に回して足を
かかえる

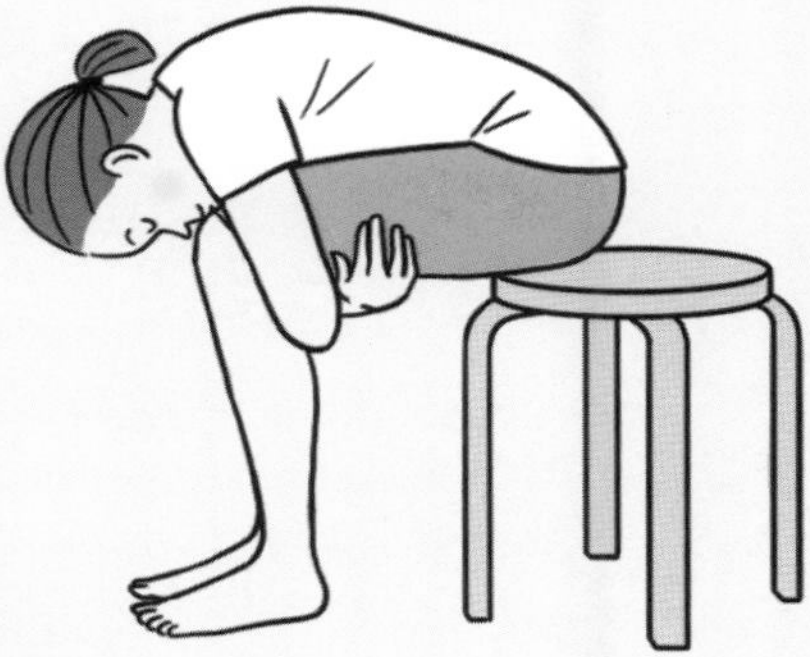

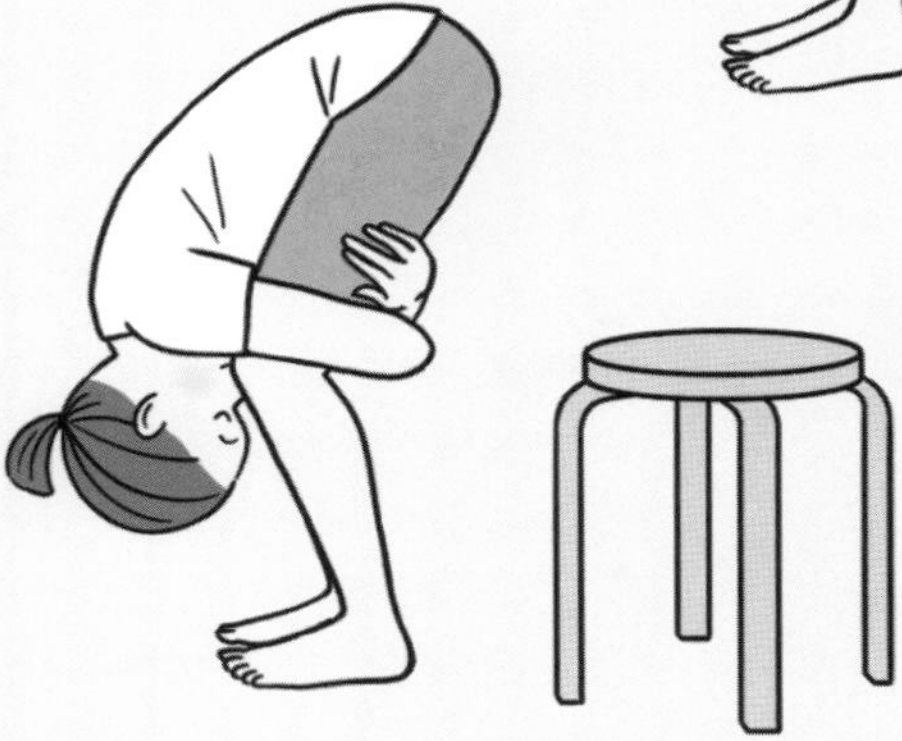

8

お尻をイスから
浮かせた状態で
５秒キープする

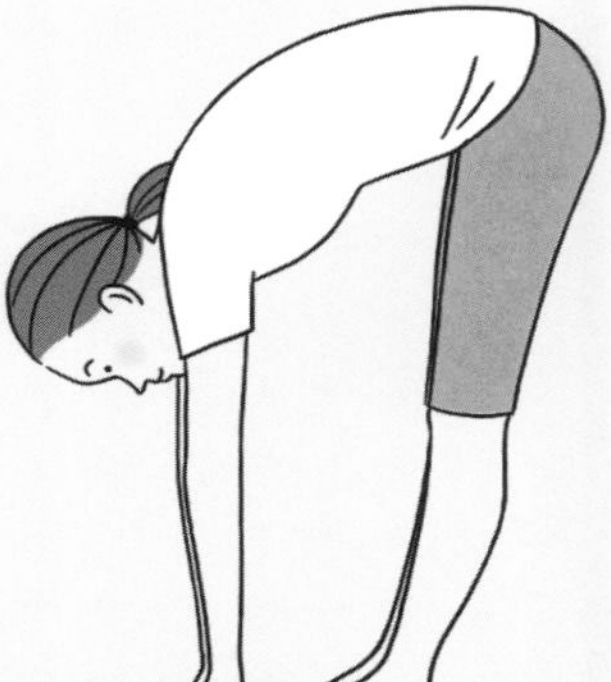

9

再び⑤を行い、
柔軟性を確認する

のびタス3
もも前伸ばし

【もも前伸ばしのやり方】

❶床に横向きに寝て、下になった手を前方に伸ばし、手のひらを床につける

❷上になった足のひざを曲げ、同じ側の手でつま先をつかむ

❸つかんだつま先を後方に引っぱると同時に、反対の足のつま先を真っすぐ伸ばして5秒キープする

❹体の向きを変えて同様に行う

のびタス2とは逆に、骨盤の前傾を改善するエクササイズです。**大腿四頭筋《だいたいしとうきん》（太もものの前側の筋肉）が衰《おとろ》えると、そこが固く萎縮《いしゅく》し、骨盤が引っぱられて前傾します。**

すると、内転筋《ないてんきん》（太ももの内側の筋肉）も衰え、ひざが外側に開いてO脚になります。

そこで、大腿四頭筋を伸ばすことによって、骨盤の前傾を改善し、足が真っすぐ伸び

るようにするわけです。

つかんだつま先を後方に引っぱるときに、骨盤を真っすぐ立てるように意識するのがポイントです。

この場合も、骨盤が後傾している人や、骨盤が垂直に立っている人が行っても、そういう人はもともと大腿四頭筋が萎縮していないので、まったく問題ありません。

のびタス3

もも前伸ばし

1 床に横向きに寝て、下になった手を前方に伸ばし、手のひらを床につける

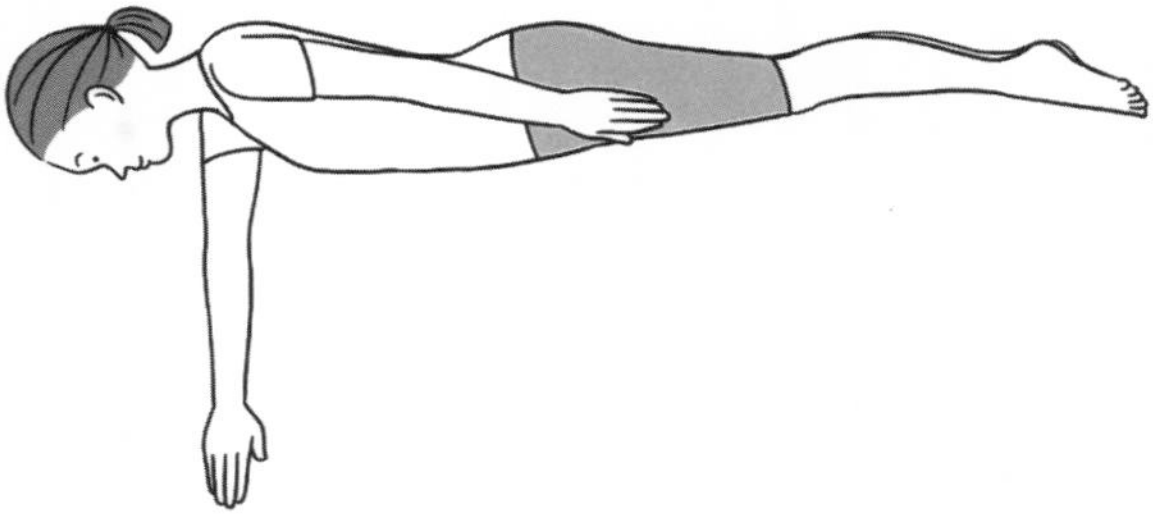

2 上になった足のひざを曲げ、同じ側の手でつま先をつかむ

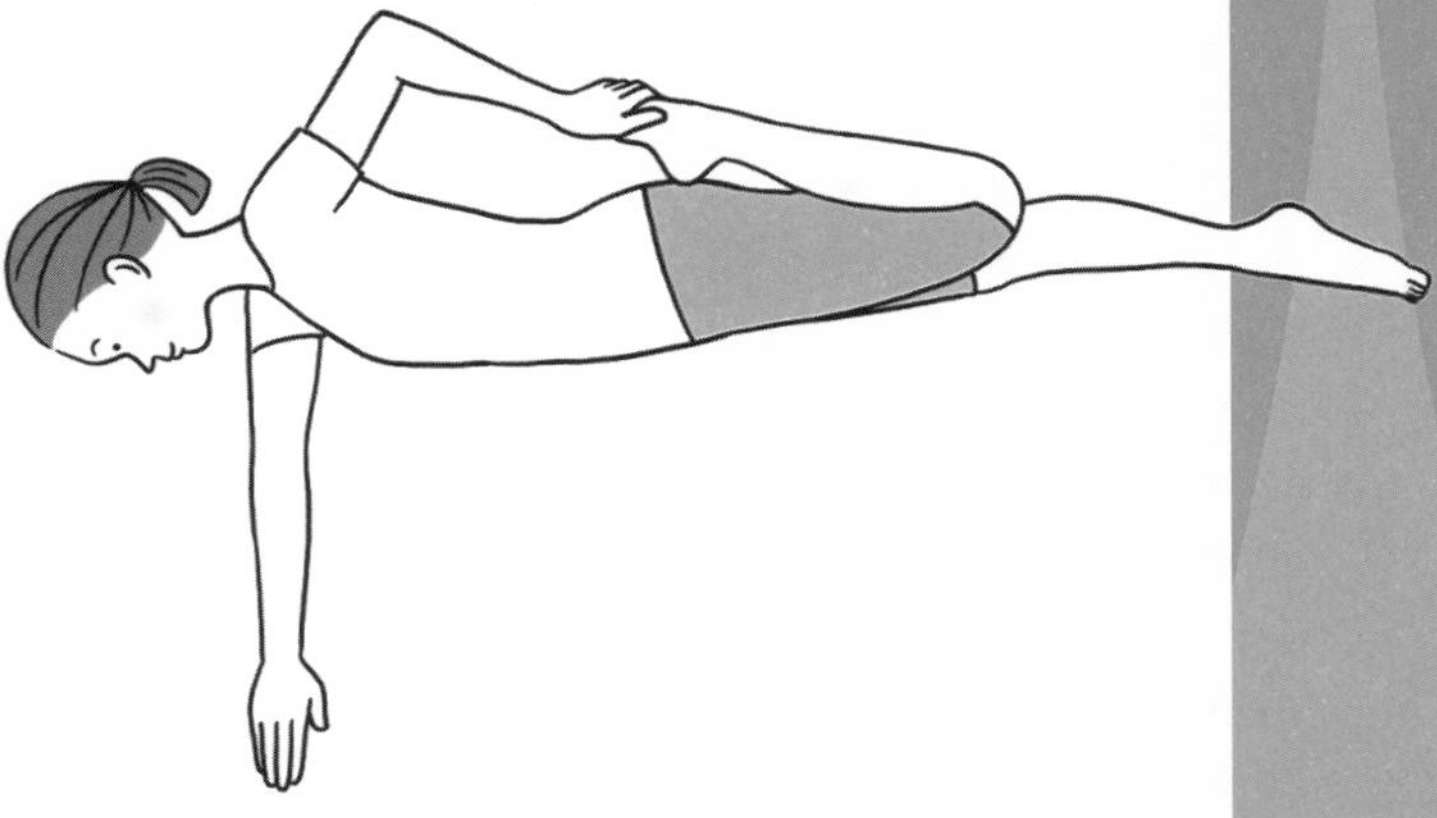

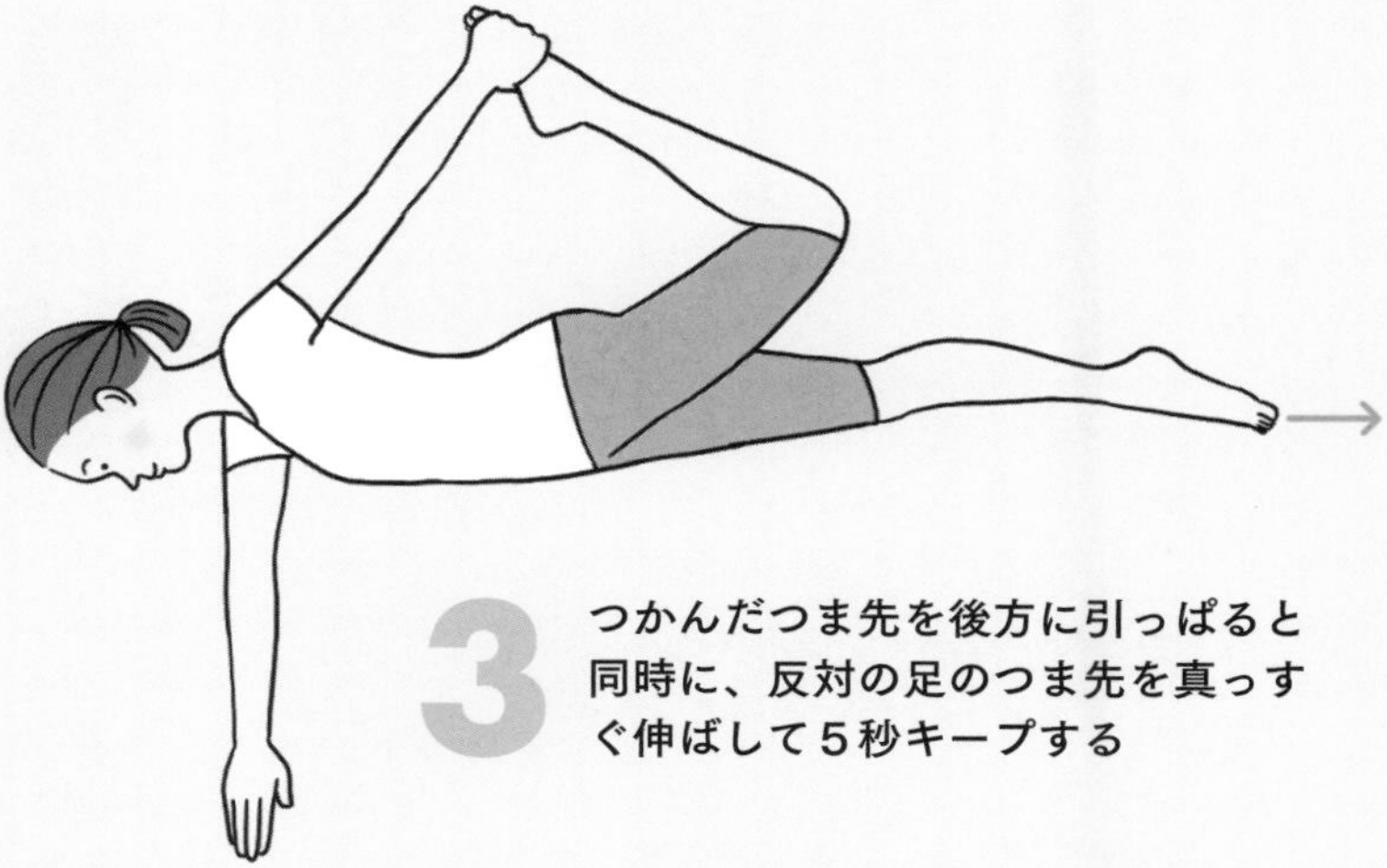

3 つかんだつま先を後方に引っぱると同時に、反対の足のつま先を真っすぐ伸ばして５秒キープする

4 体の向きを変えて同様に行う

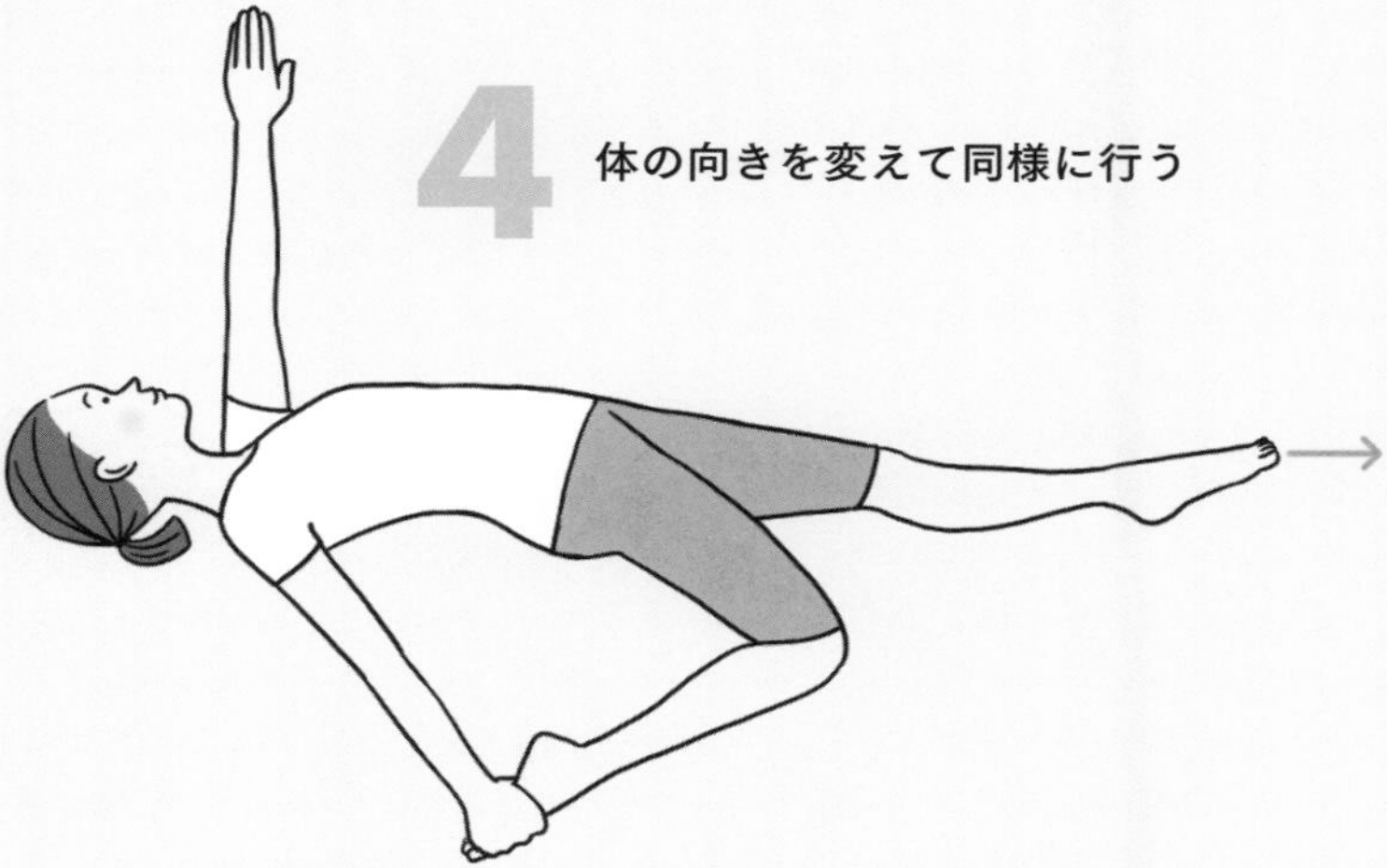

のびタス4

イスお尻伸ばし

【イスお尻伸ばしのやり方】

❶足をそろえて立ち、前屈をして手の指がどこまで届くかを確認する。このとき、ひざを曲げないように注意すること
❷イスに座って片方の足を反対の足の上にのせ、その足の上にクッションを置く
❸両腕を組んでクッションの上にのせ、上体を倒して5秒キープする
❹足を替えて同様に行う
❺再び①を行って、柔軟性を確認する

腹筋の強化と大臀筋のストレッチを同時に行えるエクササイズです。腹筋の強化は骨盤の前傾を、大臀筋のストレッチは骨盤の後傾を改善します。背中もストレッチされるので、背すじも伸びます。

骨盤の後傾している人が腹筋を強化しても、骨盤の前傾している人が大臀筋をストレッチしても問題がないのは、ほかのエクササイズと同様です。もちろん、骨盤が垂直に立っている人も同様です。

のびタス
4

イスお尻伸ばし

1

足をそろえて立ち、前屈をして手の指がどこまで届くかを確認する。このとき、ひざを曲げないように注意すること

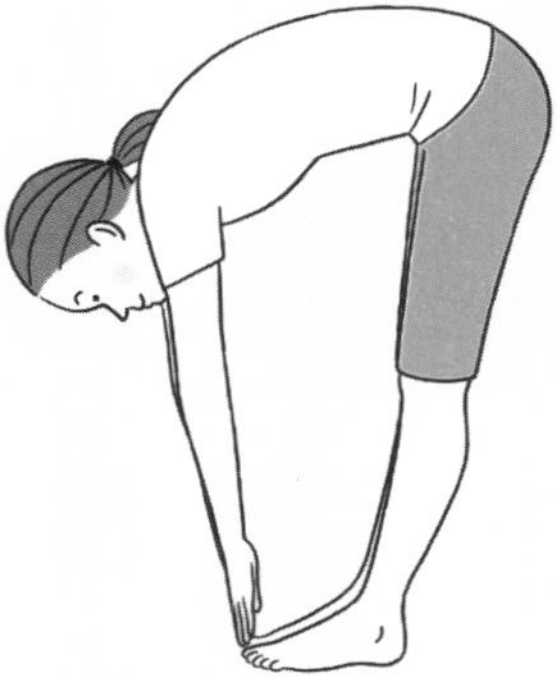

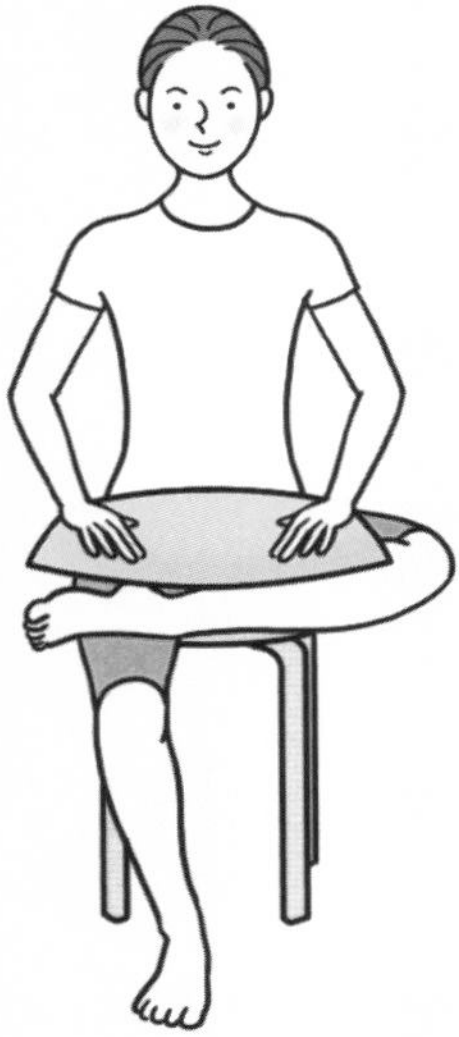

2

イスに座って片方の足を反対の足の上にのせ、その足の上にクッションを置く

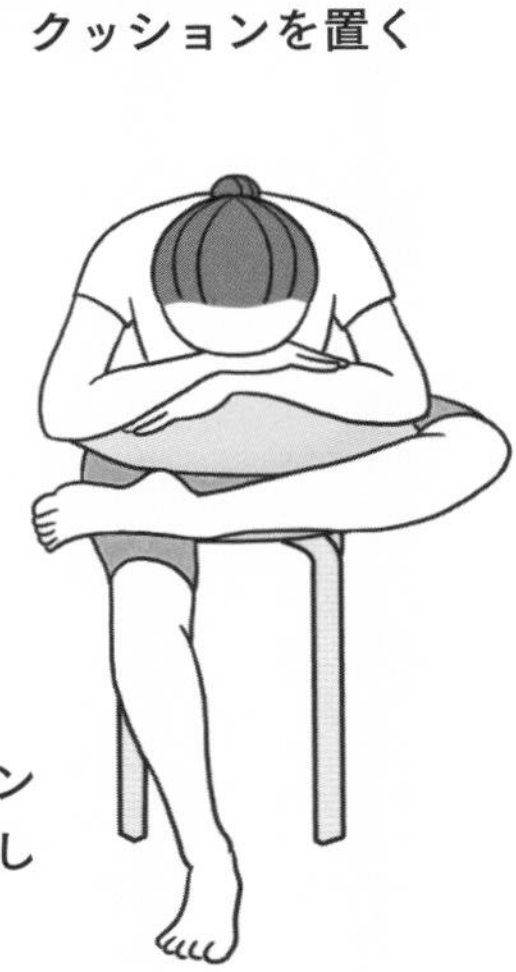

3

両腕を組んでクッションの上にのせ、上体を倒して５秒キープする

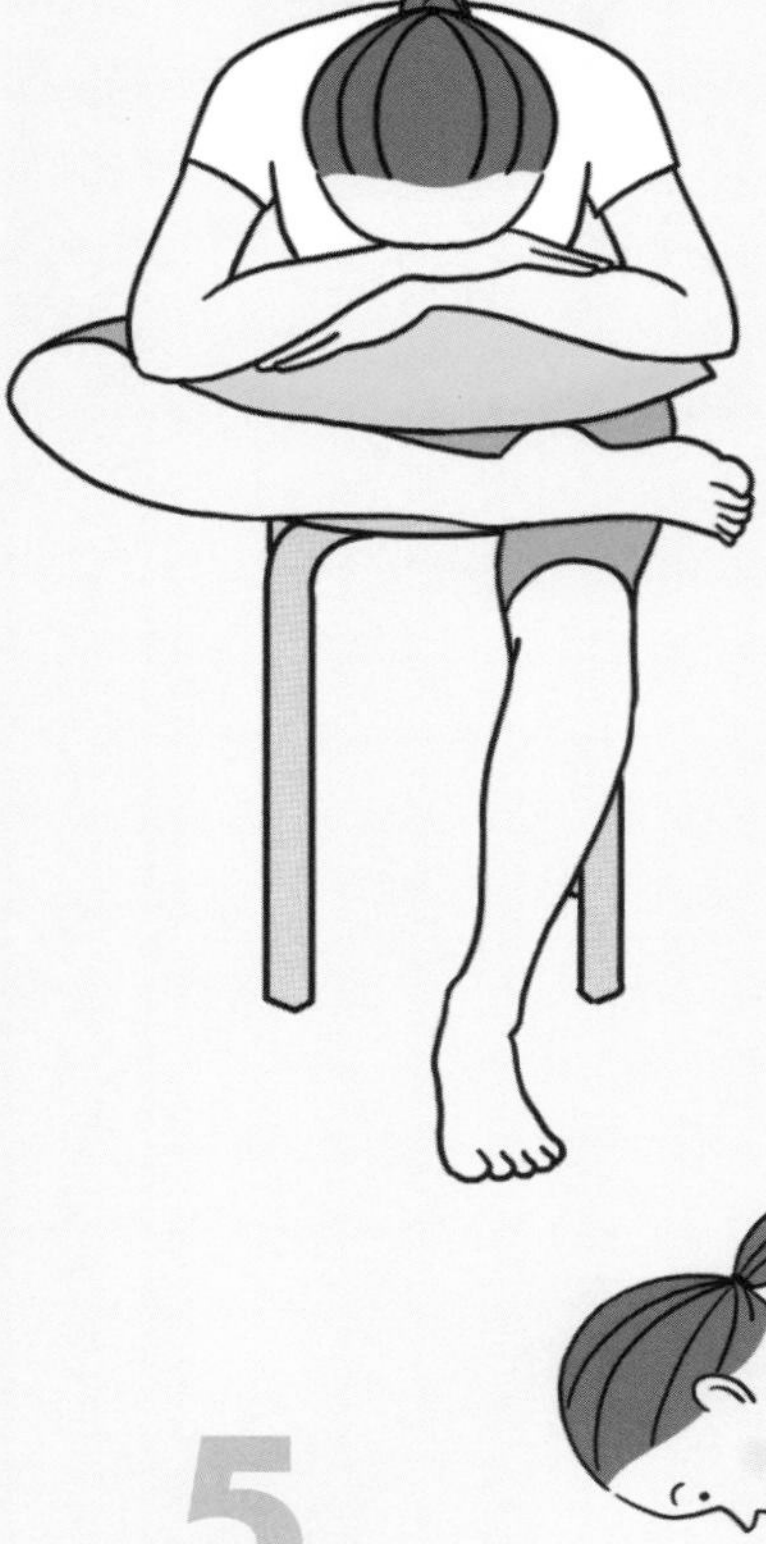

4

足を替えて同様に行う

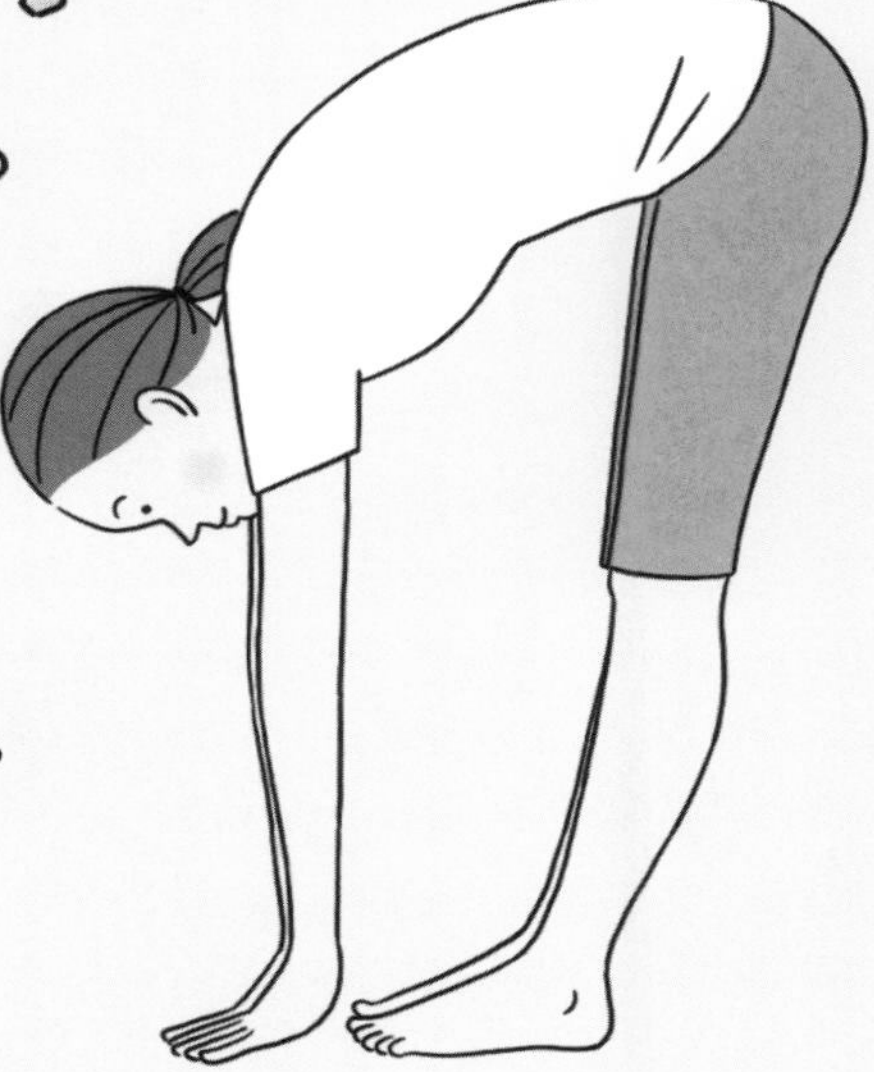

5

再び①を行って、
柔軟性を確認する

のびタス5

バンザイクッションスクワット

【バンザイクッションスクワットのやり方】

❶クッションを太ももの間にはさんで立ち、タオルを両手で持ってバンザイをする。手の幅は肩幅より広め

❷タオルを背中まで下げながらひざを曲げ、タオルを頭の上に上げながらひざを伸ばすことを5回くり返す。これを2セット行う

ネコ背とO脚を同時に改善するエクササイズです。こちらも骨盤の後傾と前傾の両方に効果があります。

広背筋が衰えると、硬く萎縮して、背中が丸まり、骨盤が引っぱられて後傾します。そこで、タオルを持って上下させることで、広背筋をストレッチして、ネコ背を解消

するのです。

また、大腿四頭筋が衰えて萎縮すると、骨盤が引っぱられて前傾します。すると、内転筋も衰えて、ひざが外側に開いてO脚になります。そこで、クッションを太ももの間にはさみ、クッションが落ちないように強くはさみながらスクワット（ひざの屈伸運動）をするのです。これにより、**大腿四頭筋と内転筋を同時に鍛えることができ、二重の意味でO脚を改善することができます。**

のびタス 5

バンザイクッションスクワット

1 クッションを太ももの間にはさんで立ち、タオルを両手で持ってバンザイをする。手の幅は肩幅より広め

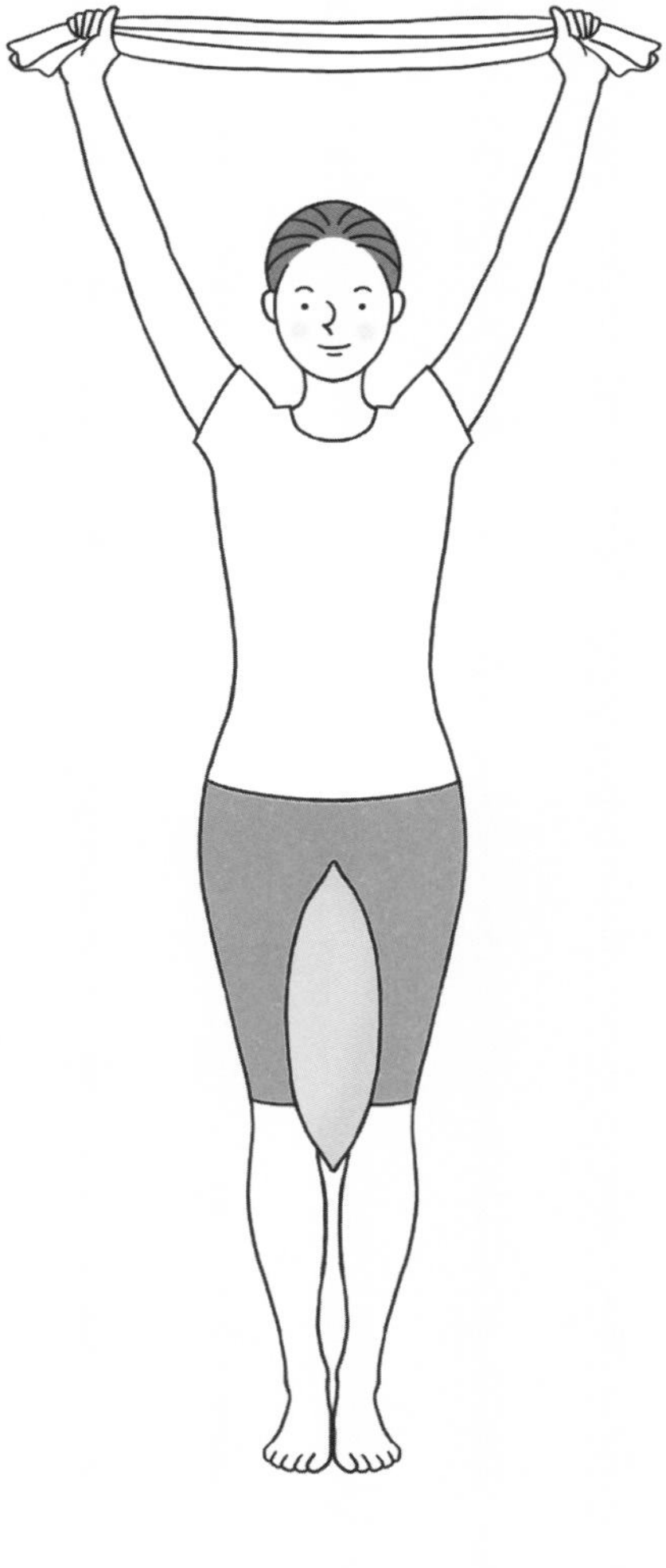

2 **タオルを背中まで下げながらひざを曲げ、タオルを頭の上に上げながらひざを伸ばすことを５回くり返す。これを２セット行う**

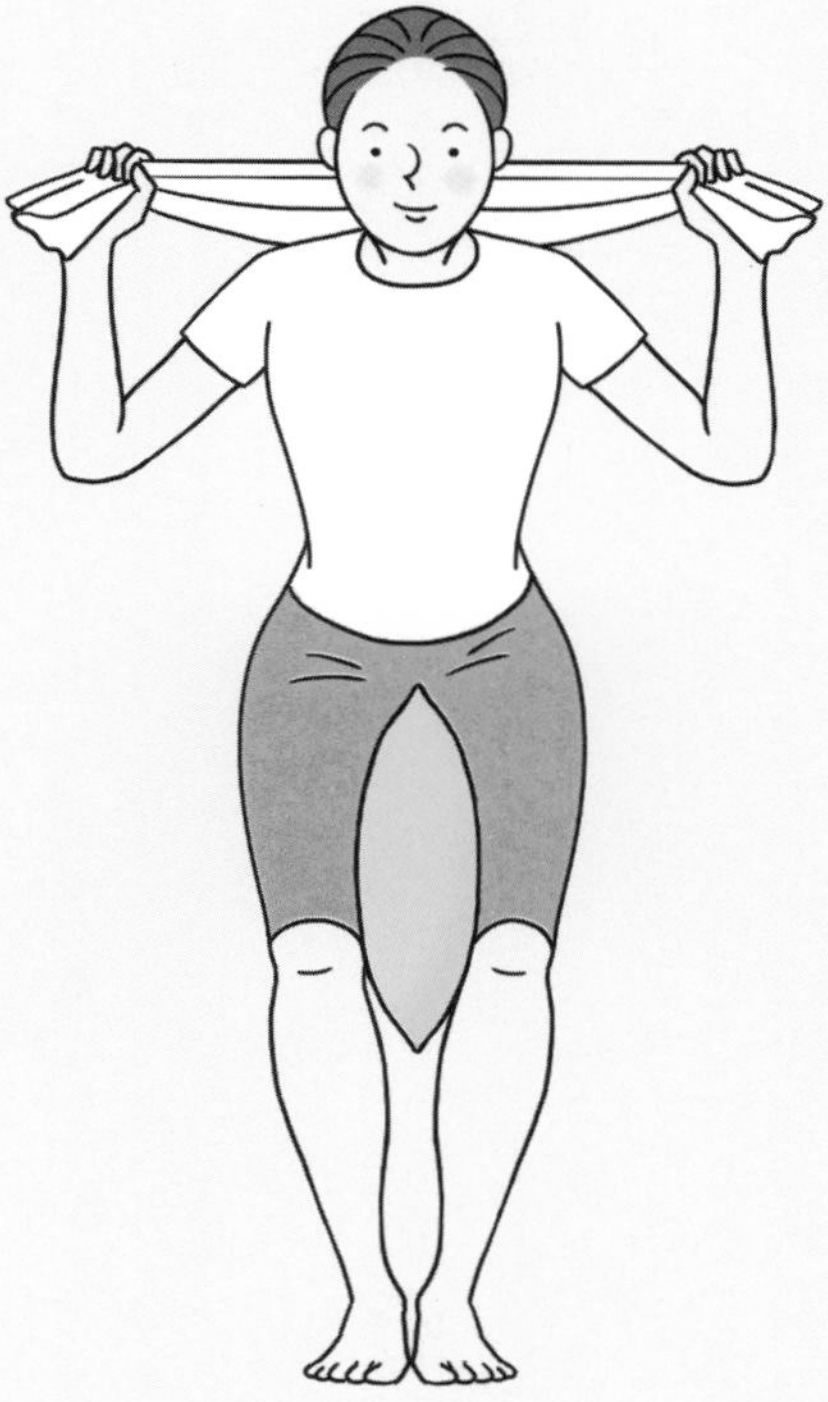

のびタス６

つま先立ちウオーク

【つま先立ちウオーク】

❶足を肩幅に開き、頭の上からヒモで引っぱられるイメージでつま先立ちになる

❷腕を大きく振りながら５歩前進し、振り返って５歩戻る

扁平足《へんぺいそく》を改善するエクササイズです。交通網が発達し、そこかしこにエレベーターやエスカレーターが設置されている現代人は、歩く機会がへったために、本来あるべき足の裏のアーチが失われ、かなりの確率で扁平足になっています。

そこで、つま先立ちになって歩くことで、足の指を鍛えて、足の裏のアーチを復活させるわけです。足の裏にアーチができれば、その分、背が高くなるのはいうまでもありません。

また、つま先立ちになると、体が前に倒れないように、自然と背すじを伸ばして歩くようにもなります。

さらに、このエクササイズは、長母趾屈筋《ちょうぼしくっきん》（ふくらはぎの下部で腓骨の後面にある筋肉）も鍛えるので、ふくらはぎのポンプ作用が高まり、**代謝を促《うなが》すことにもつながります。**

以上の6種類のエクササイズを行うと、全身を動かすため、あらゆる関節に栄養がゆきわたります。また、全身の筋肉を刺激するので、ほどよい疲労感によって成長ホルモンの分泌も盛んになります。

のびタス 6

つま先立ちウオーク

1

足を肩幅に開き、頭の上からヒモで引っぱられるイメージでつま先立ちになる

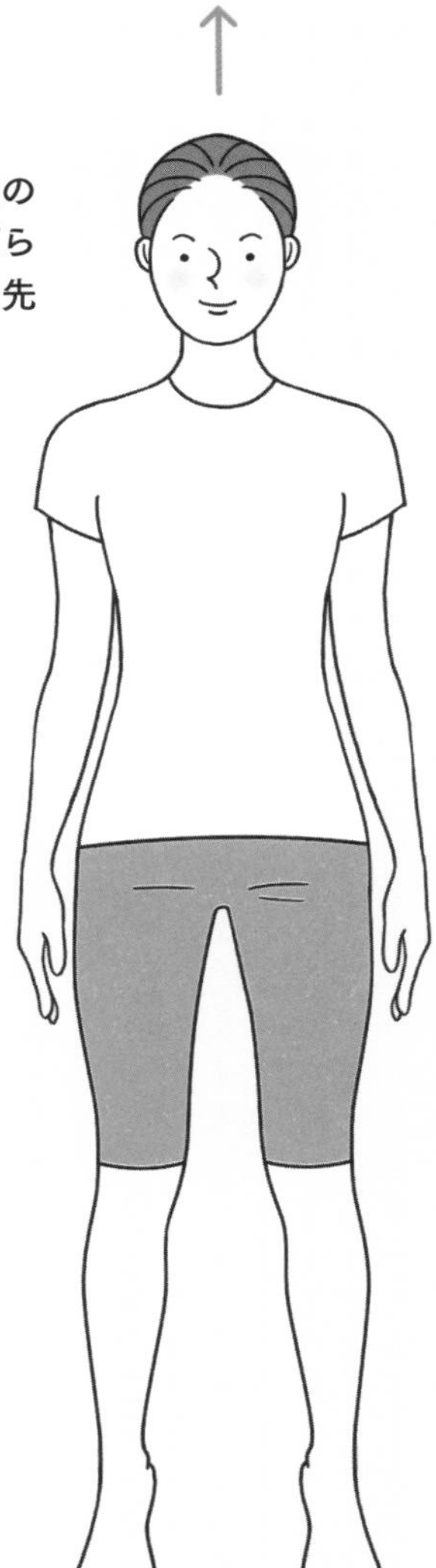

2

腕を大きく振りながら5歩前進し、振り返って5歩戻る

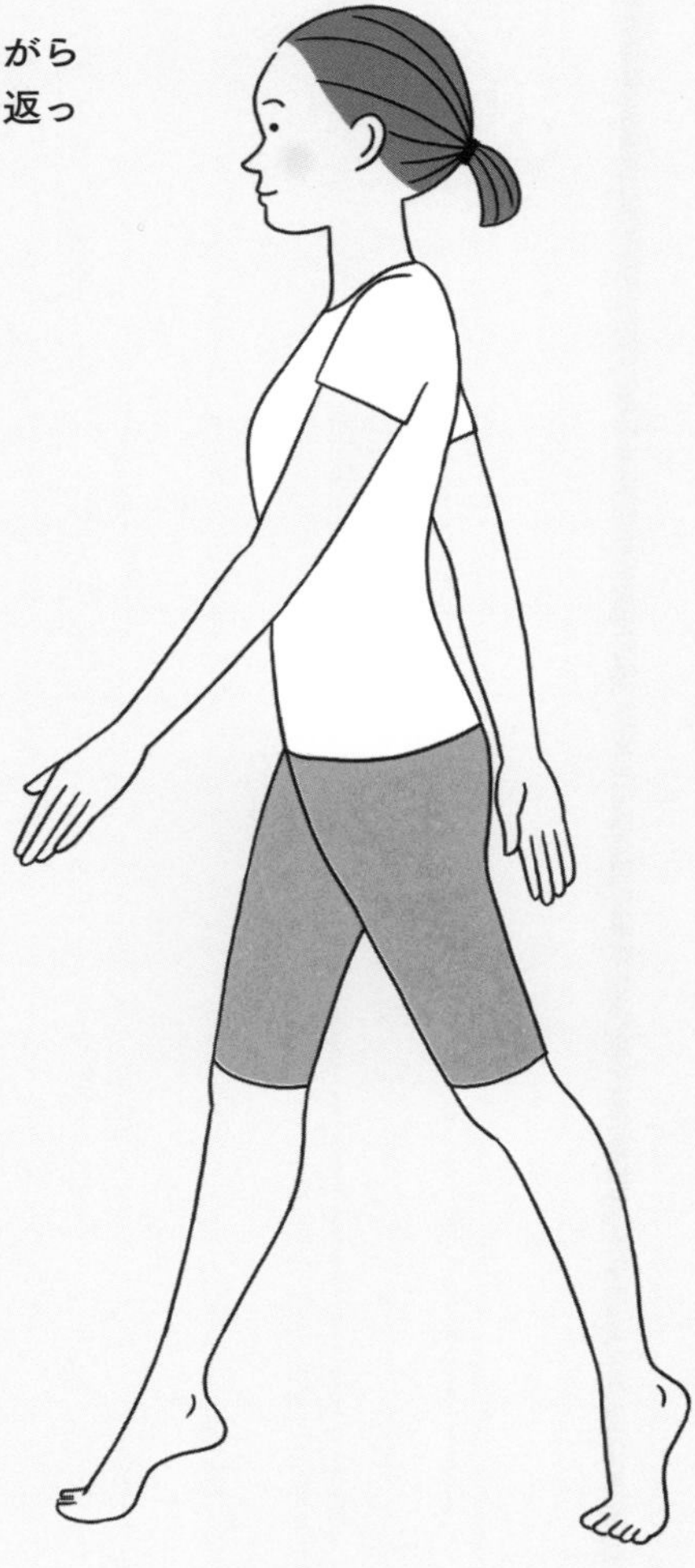

さらに効果を高めるオプションメニュー

のびタスは、前出の6種類のエクササイズでじゅうぶんな効果が得られますが、**パートナーの協力が可能な場合は、以下のオプションメニューも加えると、さらに効果が高まります。**

のびタスオプションメニュー1　背中反らし

【背中反らしのやり方】

❶ パートナーと背中合わせになって立ち、互いの両腕をひじのところで組む

❷ パートナーは上体を前に倒し、相手の足が床から浮く程度に持ち上げて10秒キープする

のびタス
オプションメニュー
1

背中反らし

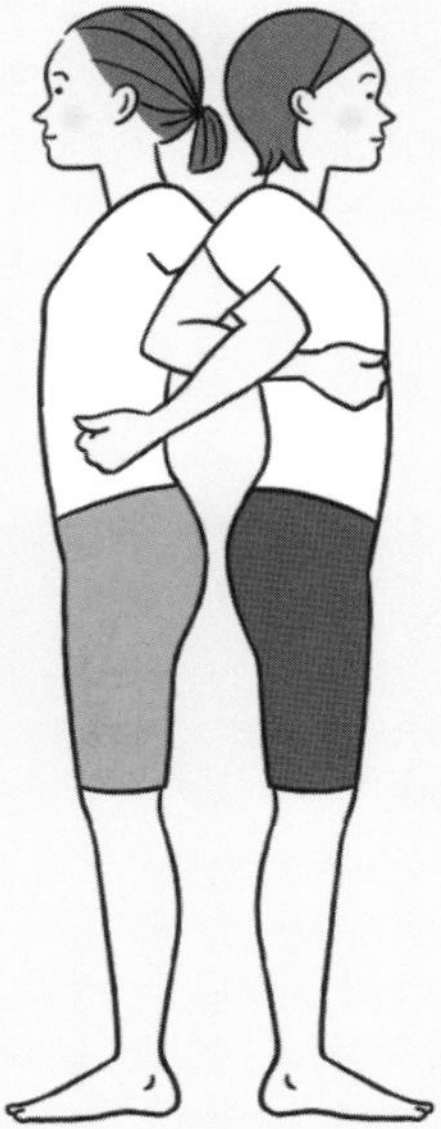

1

パートナーと背中合わせになって立ち、互いの両腕をひじのところで組む

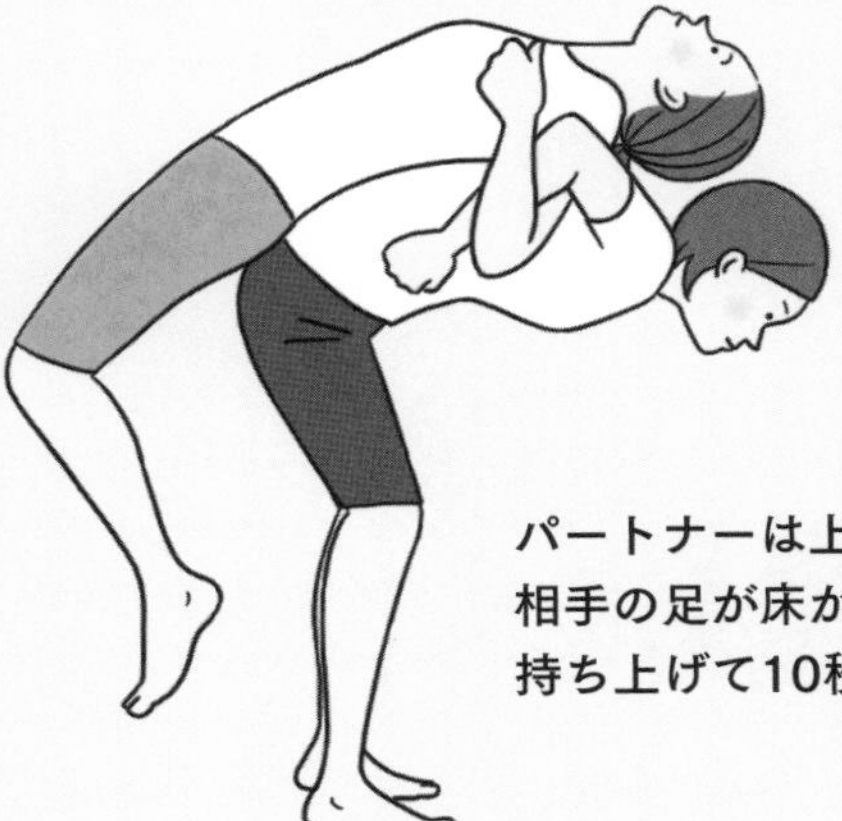

2

パートナーは上体を前に倒し、相手の足が床から浮く程度に持ち上げて10秒キープする

縮こまった背中が伸びると同時に、椎間板もふくらんで、**背すじがピンと伸びるようになります。**

のびタスオプションメニュー2　ひざV字ストレッチ

【ひざV字ストレッチのやり方】

❶うつぶせに寝て、両ひざをつけて、ひざを曲げる

❷その後ろに立ったパートナーは左右の足の側面で相手の両ひざを押さえ、右手で相手の右足を、左手で左足を持って、それぞれの足を外側にゆっくりと倒していく

❸痛さの限界のところで止め、10～30秒キープする

のびタス
オプションメニュー
2

ひざV字ストレッチ

1

うつぶせに寝て、両ひざをつけて、ひざを曲げる

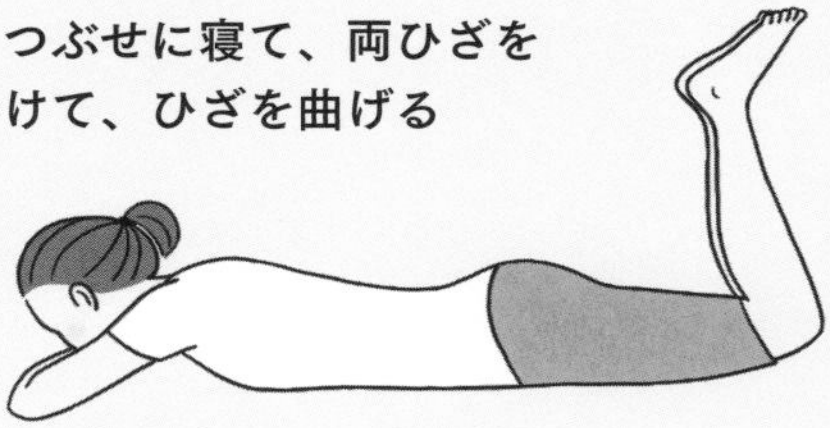

2

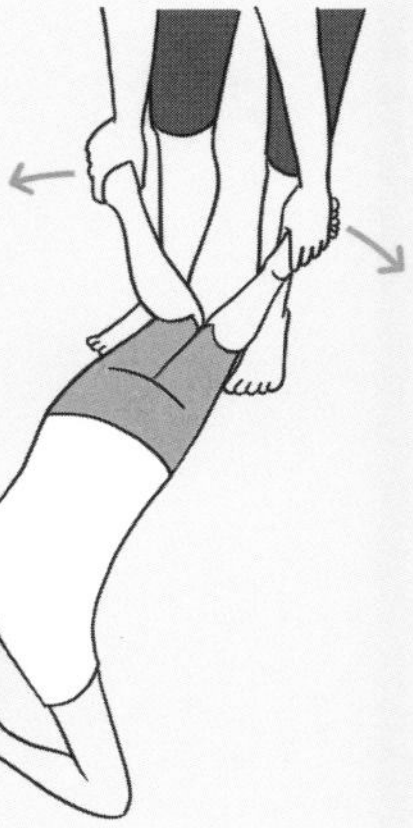

その後ろに立ったパートナーは左右の足の側面で相手の両ひざを押さえ、右手で相手の右足を、左手で左足を持って、それぞれの足を外側にゆっくりと倒していく

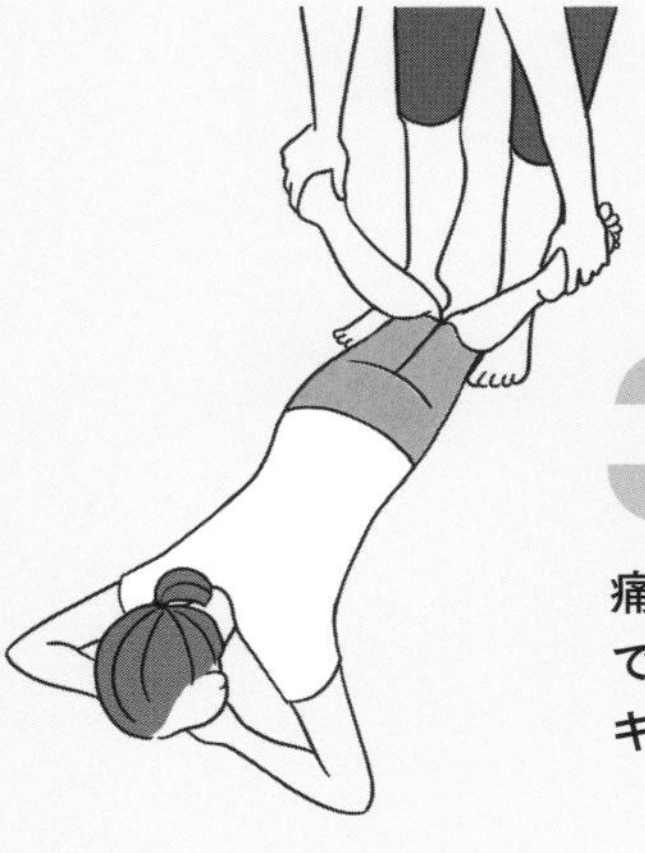

3

痛さの限界のところで止め、10～30秒キープする

O脚に抜群の効果があるストレッチです。「はじめに」でもふれた若者向けのウェブサイト『タウンワークマガジン』で、この方法を紹介したところ、足が長くなったと大評判になりました。また、日本テレビ系列の情報番組『ヒルナンデス！』では、モデルさんのO脚がその場で改善し、たいへん喜ばれました。

第3章

のびタスの効果をさらに高める日常生活の工夫

運動・食事・睡眠のゴールデン・トライアングル

伸長《しんちょう》エクササイズ「のびタス」は、代謝《たいしゃ》（体内での物質の変化や入れ替わり）を高め、成長ホルモンの分泌《ぶんぴつ》を促《うなが》し、ゆがんだ骨格を矯正《きょうせい》するというトリプルの効果で身長を伸ばします。したがって、このエクササイズを実行すれば、成長期の子どもはもちろん、成長期を終えた大人でも、じゅうぶんに身長を伸ばすことができます。

さらに、**そこに日常生活でのちょっとした工夫を加えるだけで、その効果は倍増します。**本章では、その具体的なやり方をくわしく紹介しましょう。

第1章で、成長ホルモンの分泌を促すカギは「運動」「食事」「睡眠」の三つにあると述べました。実は、これは成長ホルモンの分泌に限ったことではありません。身長を伸ばすためのカギに、この三つがそのまま当てはまるのです。いってみれば、**運動・食事・睡眠のゴールデン・トライアングルが身長を伸ばすというわけです。**

運動に関しては、現在、のびタスに勝《まさ》るものはないと自負しています。そこで、以下に、身長を伸ばすための食事と睡眠の工夫について解説していきます。まずは食事からいきましょう。

牛乳を飲めば背が伸びる？

背が高くなる食事と聞いて、みなさんが真っ先に頭に思い浮かべるものといえば、牛乳ではないでしょうか。よく「背が伸びるように子どものころから牛乳をたくさん飲んでいました」とか「牛乳を飲まないと大きくなれない」といった話を耳にします。

実際に、私が子どものころも現在も、学校の給食には決まって牛乳が出ます。これには理由があります。実は、法律で定められているからです。１９５４年（昭和29年）に施行《しこう》された「学校給食法」という法律で、成長期の児童・生徒に必要なカルシウムを摂取《せっしゅ》するために、給食には必ず牛乳を出すように決められているのです。

施行から70年近くたった現在も継続している「学校給食法」は、当然、エビデンス（科学的根拠）に基づいた法律です。小魚や野菜からもカルシウムを摂取できますが、牛乳はカルシウムの吸収率が非常に高いのです。

しかし、誤解してほしくないのは、「カルシウムの摂取＝身長が伸びる」ではないということです。**カルシウムは、あくまでも骨を丈夫にする材料であって、カルシウムに骨を伸ばす作用があるわけではありません。**

私が、こうした誤解に基づく「牛乳神話」に疑問を持つようになったきっかけは、わが家の三男にあります。三男は幼いころから食が細く、幼稚園時代には、昼食の弁当をほとんど残していました。そして、小学校に入学してしばらくすると、妻が学校から呼び出され、「お子さんは給食を毎日4分の1くらいしか食べていません。ご家庭でしっかり指導してください」といわれたのです。

確かに三男の食の細さには、目に余るものがありました。たとえば、休日に家族で焼肉屋へ行くと、上の2人の息子がおいしそうに肉やごはんをほおばっている横で、肉を一切れ食べただけで「ごちそうさま」というのです。ふだんの食事でも、ごはんもおかずもほとんど残しているにもかかわらず、食後に吐《は》いたり、下痢《げり》をしたりすることがありました。そんな食生活なので、当然、いつも元気がなく、運動もほとんどしません。身長が低く、背の順に整列するとクラスの最前列なのが、その影響であることに疑いの余地はありませんでした。

心配になって病院に連れて行きましたが、原因はわかりませんでした。便秘のために食欲が落ちることはよくあるそうですが、便秘もしていないのです。

私なりに原因を調べていたある日、「もしかしたら、これでは」と思う文字が目に止まりました。それは**「乳糖不耐症《にゅうとうふたいしょう》」**というものでした。

牛乳に含まれる乳糖（ラクトース）は、その消化酵素であるラクターゼによってグルコースとガラクトースに分解されます。このラクターゼが不足していたり、ラクターゼの働きが弱かったりするために乳糖を消化できなくなることがあります。それが乳糖不耐症です。

乳糖不耐症になると、下痢や消化不良、腹部の膨満感《ぼうまんかん》などに襲われるようになります。そして、日本人は体質的にラクターゼの数が少なく、なんと3人に2人が乳糖不耐症だというのです。

思い当たることはありました。宮崎牛の産地である宮崎県出身の妻は、牛乳信仰が人一倍強く、食事のときには子どもたちに水代わりのように牛乳を飲ませていたのです。三男の食が細いのは、そのせいなのかもしれません。

私は三男に牛乳を控えさせることにしました。すると、予想は的中し、三男の食欲が徐々に増してきたのです。食欲が出てくると、元気も湧いてくるようで、体を活発に動かすようになりました。すると、ほどよく疲れて早い時間に寝るようになり、翌日の朝食もたっぷりとるようになるという好循環が生まれました。

それから約3年が経過した現在、三男の身長はクラスで真ん中くらいにまで伸びています。

もちろん、牛乳は丈夫な体をつくるために欠かすことのできない健康食品です。しかし、**体質的に合わないものを無理に摂取しては逆効果です。**長男と次男は体質的に牛乳をとっても問題なく、おそらく三男だけが乳糖不耐症だったのでしょう。

乳糖不耐症であるか否《いな》かは、医療機関で検査を受ければわかり、適切な治療を受ければ治癒《ちゆ》します。また、最近では、低乳糖の牛乳も市販されているので、そういったものを利用するのも一つの手でしょう。

身長が伸びる理想の食事とは

それでは、身長を伸ばすためには、具体的にどのような食事をとればよいのでしょうか。

まず欠かせないのが、たんぱく質です。第1章でふれたように、成長期の骨の両端には「骨端線《こったんせん》」があり、骨端線の端から骨が伸びていく部分を「骨端軟骨《こったんなんこつ》」といいます。そして、骨端軟骨の細胞である「軟骨芽細胞《なんこつがさいぼう》」が増殖《ぞうしょく》・成長し、層のように積み重なって、骨が縦に伸びていきます。**たんぱく質は、この軟骨芽細胞の材料となるのです。**

軟骨芽細胞が増殖・成長するのは17〜18歳ごろまでですが、成長期を終えた大人にも、たんぱく質は欠かせません。たんぱく質は、骨や筋肉、臓器、爪、髪の毛などを構成する重要な栄養素であり、代謝機能を高めたり、ホルモンの機能を調整したりする働きがあるからです。

実際に、たんぱく質の摂取量に比例して身長が高くなるというデータもあります。一日のたんぱく質の摂取量が平均75～80グラムである日本人の平均身長が172センチなのに対し、平均で100グラムを摂取しているオランダ人の平均身長は184センチもあるのです（厚生労働省「平成30年国民健康・栄養調査報告」）。民族的な体質の違いもあるでしょうが、たんぱく質の摂取量がなんらかの影響を与えている可能性はじゅうぶんにあるでしょう。

たんぱく質は、肉や魚、魚介類のほか、牛乳や乳製品、大豆や大豆製品、一部の野菜にも豊富に含まれます。次ページに、たんぱく質が豊富な主な食材の一覧をまとめたので、参考にしてください。

たんぱく質が豊富な主な食材

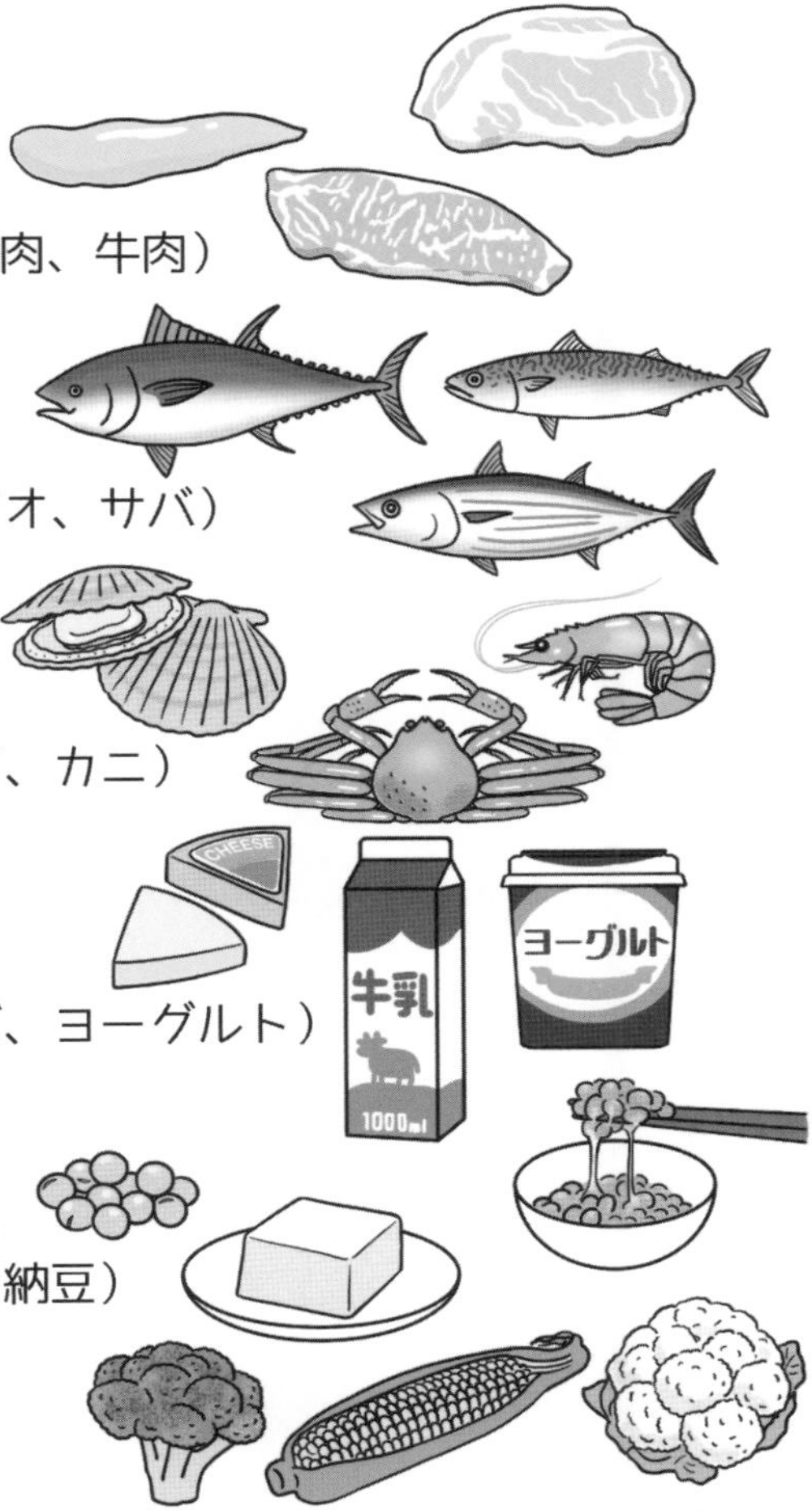

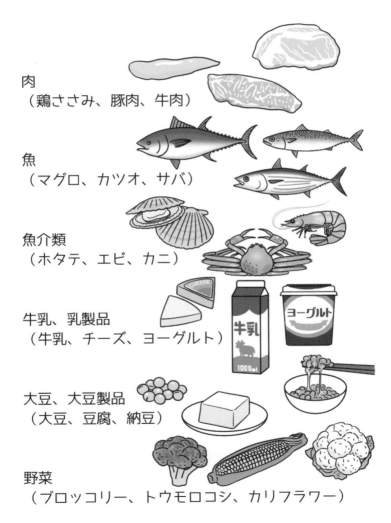

肉
（鶏ささみ、豚肉、牛肉）

魚
（マグロ、カツオ、サバ）

魚介類
（ホタテ、エビ、カニ）

牛乳、乳製品
（牛乳、チーズ、ヨーグルト）

大豆、大豆製品
（大豆、豆腐、納豆）

野菜
（ブロッコリー、トウモロコシ、カリフラワー）

なお、大豆に含まれる大豆イソフラボンは、エストロゲンという女性ホルモンと似た働きをします。更年期《こうねんき》によってエストロゲンが不足している女性にとっては好都合ですが、思春期前の子どもにとっては成熟が進んで成長期の終わりを早める可能性があります。どのくらいの量の大豆イソフラボンが身長に影響するのかはまだ解明されていませんが、思春期前の子どもは大豆や大豆製品を極端にとりすぎないよう注意してください。

次に、**成長ホルモンの観点から摂取したいのが亜鉛《あえん》です。亜鉛には、成長ホルモンの分泌を促す働きがあります。**亜鉛は、主に皮膚や髪の毛の材料となる栄養素ですが、成長や発育にも深くかかわり、その働きの一つとして成長ホルモンの分泌を促すのです。

亜鉛は体内で生成することのできない栄養素なので、食事で摂取するしかありません。**亜鉛の豊富な食材としては、牡蠣《かき》などの魚介類、豚レバーなどの肉類、切り干し**

ダイコン、枝豆、シソ、タケノコ、ゴボウなどの野菜類、カシューナッツなどのナッツ類があげられます。

また、亜鉛はビタミンCやクエン酸（酢や柑橘類《かんきつるい》に含まれる酸味成分の一種）といっしょにとると吸収率が高まります。ビタミンCはアセロラ、ピーマン、ブロッコリーなどに、クエン酸はオレンジ、グレープフルーツ、梅干しなどに豊富です。さらに、ビタミンCとクエン酸の両方が豊富な食品といえば、なんといってもレモンです。牡蠣や豚レバーなどにレモン汁をかけて食べるのは、おいしいだけでなく、理にかなった方法というわけです。

その逆に、コーヒーに含まれるカフェインとポリフェノールには、亜鉛の吸収を妨《さまた》げる作用があります。食後のコーヒーは控えめにしましょう。

成長ホルモンの分泌を促すものとして、もう一つ加えたいのが、ギャバの豊富な食材です。

ギャバ（GABA）とは、Gamma-Amino Butyric Acidの略で、日本語ではγ《ガンマ》－アミノ酪酸《らくさん》といいます。ギャバには、本章の後半でふれる睡眠の質を高める効果もあるので、その意味でもぜひとりたいものです。

ギャバが豊富な食材には、発芽玄米《はつがげんまい》、トマトやナスなどの野菜類、納豆や漬物などの発酵食品《はっこうしょくひん》があります。とくにトマトは、トマトの赤い色の元であるリコピンの働きで血液をサラサラにするので、分泌した成長ホルモンを全身にゆきわたらせる効果も期待できます。

肝臓と甲状腺によい食材もとれば完璧

骨に直接働きかけるたんぱく質と、成長ホルモンの分泌を促す亜鉛とギャバ。これが身長を伸ばすための基本的な栄養素です。これらに加えて、さらに効果を高める食事のポイントもあります。

それを紹介するためには、身長にかかわるホルモンについて、さらにくわしく説明する必要があります。

これまでに、脳の下垂体から分泌される成長ホルモンが軟骨芽細胞の増殖・成長と大きく関係し、大人の骨や筋肉を強く丈夫にする働きもあることを述べてきました。

この成長ホルモンは、二つのルートを通って骨に働きかけます。一つは骨にダイレクトに働きかけるルート、そしてもう一つが肝臓《かんぞう》に働きかけて間接的に骨に働きかけるルートです。

成長ホルモンが肝臓に作用すると、肝臓からソマトメジンCというインスリン様《よう》成長因子が産生されます。**ソマトメジンCは、成長ホルモンと同様、成長期の軟骨芽細胞と大人の骨の両方に作用し、骨の成長に働きかけます。**成長ホルモンが肝臓にいくら作用しても、肝臓が疲弊《ひへい》していては、ソマトメジンCの産生は活発にはなりません。

また、**肝臓からはヘパリンというムコ多糖類も生成されます。ヘパリンには、血液をサラサラにして血流をよくする作用があり、成長ホルモンを全身にゆきわたらせます。**

以上のことから、**身長を伸ばすには、肝臓によい食事が必要になります。**

おもしろいことに、**肝臓によい食事は、前述した身長を伸ばすための理想の食事と合致します。**すなわち、**肉類や魚介類、大豆製品、卵、乳製品などに豊富な良質のたんぱく質が、肝臓の働きを高め、ソマトメジンCの産生を活発にするのです。また、緑黄色野菜や海藻類、キノコ類などに豊富な各種ビタミンやミネラルも肝臓を元気にします。**

さらに、**骨の成長を促すホルモンがもう一つあります。それは甲状腺《こうじょうせん》ホルモンです。**甲状腺ホルモンは、のどぼとけのすぐ下にある甲状腺から分泌されるホルモンで、脳の下垂体から分泌される甲状腺刺激ホルモンによって調整されています。甲状腺ホルモンは、骨にダイレクトに作用して、その成長を促すとともに、全身の代謝を促す働きもになっています。したがって、身長を伸ばすには、甲状腺ホルモンの分泌をよくする食事も必要です。

身長が伸びる食材一覧

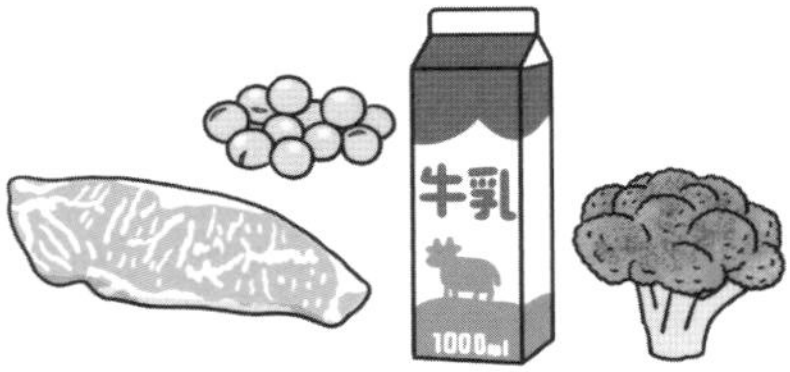

たんぱく質が豊富な食材
（肉、魚、魚介類、牛乳・乳製品、大豆・大豆製品、野菜）

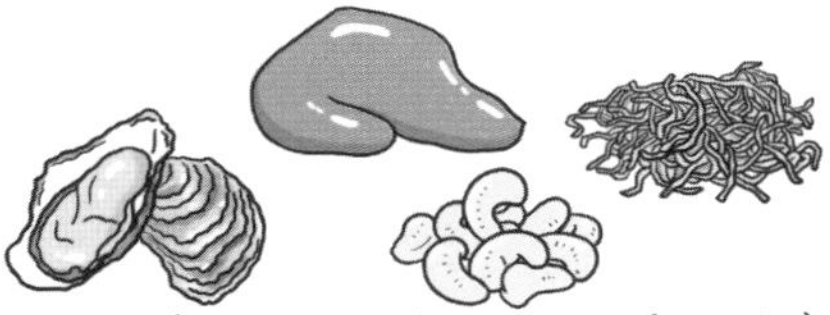

亜鉛が豊富な食材
（牡蠣、豚レバー、切り干しダイコン、カシューナッツ）

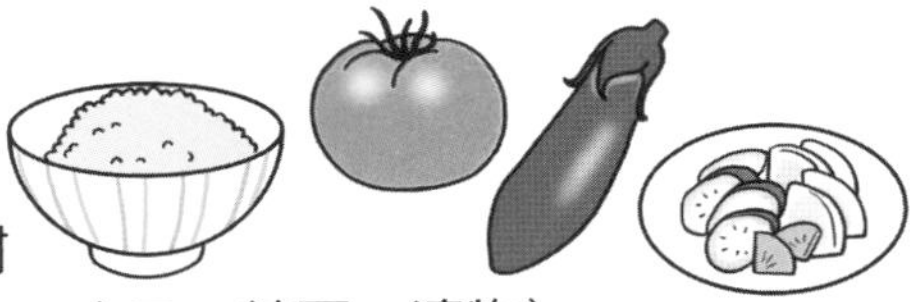

ギャバが豊富な食材
（発芽玄米、トマト、ナス、納豆、漬物）

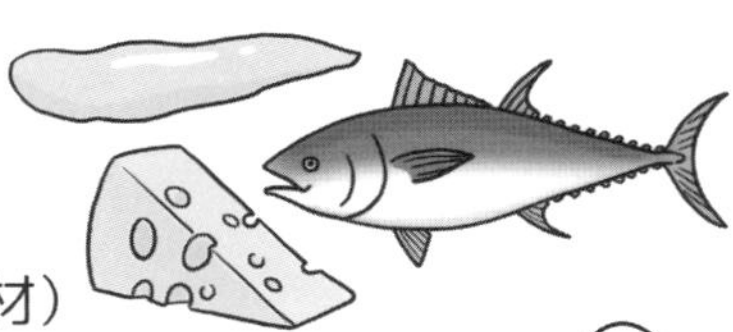

肝臓によい食材
（たんぱく質が豊富な食材）

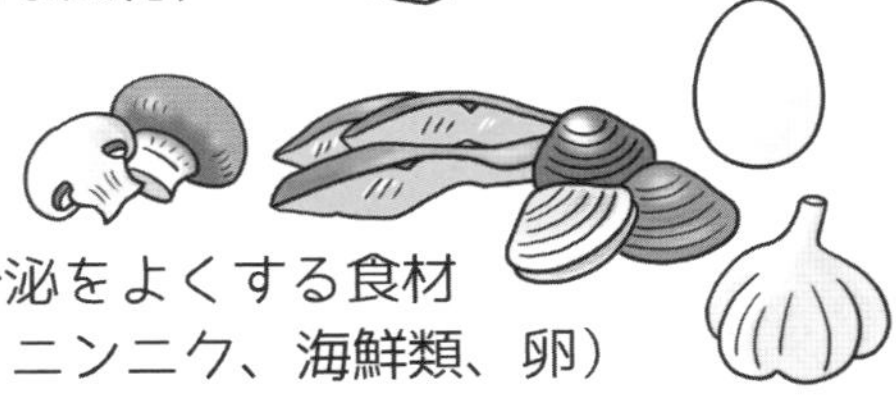

甲状腺ホルモンの分泌をよくする食材
（マッシュルーム、ニンニク、海鮮類、卵）

甲状腺ホルモンの分泌をよくする食品としては、マッシュルームやニンニク、海鮮類、卵などがあげられます。ただし、甲状腺機能低下症やバセドウ病などの疾患《しっかん》を持つ人は、主治医の指示にしたがってください。

どんなに遅くても日付が変わる前には寝る

本章の最後に、身長を伸ばすための睡眠の工夫について解説します。

成長ホルモンの分泌が最も盛んになるのは睡眠時です。したがって、大人も子どももじゅうぶんな睡眠をとる必要があります。また、睡眠は単なる休止状態ではなく、さまざまな体の修復をする「活動」でもあります。その意味でも、睡眠は人体にとってたいへん重要な要素といえます。

それでは、具体的にどれくらいの睡眠時間が必要なのでしょうか。さまざまな説がありますが、アメリカ国立睡眠財団のガイドラインでは、6～13歳が9～11時間、14～17歳が8～10時間、18～64歳が7～9時間、65歳以上が7～8時間とされています。かなり長時間に感じますが、実際に、アメリカ人の平均睡眠時間は8時間48分と先進7ヵ国のなかでトップに立っています（2019年「OECD＝経済協力開発機構」の調査による）。

これに対し、同調査での日本人の平均睡眠時間は7時間22分で先進7ヵ国のなかの最下位です。年齢別に見ても、10歳までは8～9時間、15歳で約8時間、25歳で約7時間、45歳で約6時間半、65歳で約6時間と総じて短い傾向にあります。

日本人の睡眠時間が短くなった最大の原因は、24時間営業のコンビニエンスストアがふえたり、パソコンやスマートフォンが普及したりして、生活が夜型に変わったことがあげられます。

ライフスタイルの違いもあり、一概にはいえませんが、**朝起きなければならない時間から逆算して、目安として8時間くらいの睡眠時間を確保できる時間帯に眠りにつくようにしたいものです。**

前述したように、成長ホルモンの分泌は睡眠時に盛んになりますが、その睡眠時のなかでも最も分泌が盛んになる時間帯、いってみれば**成長ホルモンのゴールデンタイムがあります。それは入眠してから約90分後です。**

人間は、一晩の睡眠のなかで、10〜30分間のレム睡眠（浅い眠り）と60〜80分間のノンレム睡眠（深い眠り）を4～5回くり返しています。そして、最初のノンレム睡眠時に成長ホルモンの分泌が最も盛んになることが判明しているのです。

また、**成長ホルモンはメラトニンによってもつくられます。**メラトニンとは、脳の松《しょう》果《か》体《たい》から分泌されるホルモンのことです。**メラトニンの分泌量が最も多くなるのは午前1～3時なので、その時間に1回めのノンレム睡眠がくるように、日付が変わる前に就寝すると、最も効率よく成長ホルモンが分泌されます。**

睡眠時間とともに睡眠の質も重要

このように成長ホルモンをたっぷりと分泌するためには、睡眠時間や就寝する時間帯もさることながら、睡眠の「質」も重要になります。どんなに長時間の睡眠時間をとれたとしても、熟睡できなければ意味がないからです。

そのための第一歩として実行したいのが、**毎朝決まった時間に起きることです。**これは睡眠のリズムを一定化させるためです。よく休日に「寝だめ」をする人がいますが、これは逆効果。寝だめには、睡眠不足を補《おぎな》う効果のないことが実験で判明しているだけでなく、睡眠のリズムを乱し、かえって睡眠の質を低下させてしまいます。

朝決まった時間に起きたら、まず行いたいのが朝日を浴びることです。これは、前述したメラトニンの分泌を抑えるためです。「睡眠ホルモン」の別名を持つメラトニンは、光の影響を受けやすく、目覚めてから14～16時間後に分泌が始まるようになっています。そのため、**朝起きてすぐに日光を浴びると、ちょうど成長ホルモンの分泌がピークを迎える時間帯に眠くなるという好循環が生まれるのです。**

日中は、じゅうぶんな運動と食事を心がけましょう。のびタスを行い、本章の前半で紹介した身長を伸ばす働きのある食材をとれば鬼に金棒です。

寝る前の過ごし方として注意してほしいのが、パソコンやスマホの操作です。パソコンやスマホの画面から発生するブルーライトは、自律神経《じりつしんけい》（意志とは無関係に内臓や血管の働きを支配している神経）のバランスをくずします。自律神経のうち、リラックスモードの神経である副交感神経《ふくこうかんしんけい》の働きを弱め、戦闘モードの神経である交感神経《こうかんしんけい》の働きを高めて、睡眠を妨げてしまうのです。**パソコンやスマホの操作は、少なくとも就寝時間の3時間前までに終えるようにしてください。**

また、**コーヒー、紅茶、緑茶などに含まれるカフェインは、完全に代謝されるまでに約10時間かかります。そのため、これらの飲み物は午前中限定で摂取しましょう。**

身長が伸びる睡眠の工夫

❶起床時間から逆算して８時間前には就寝する

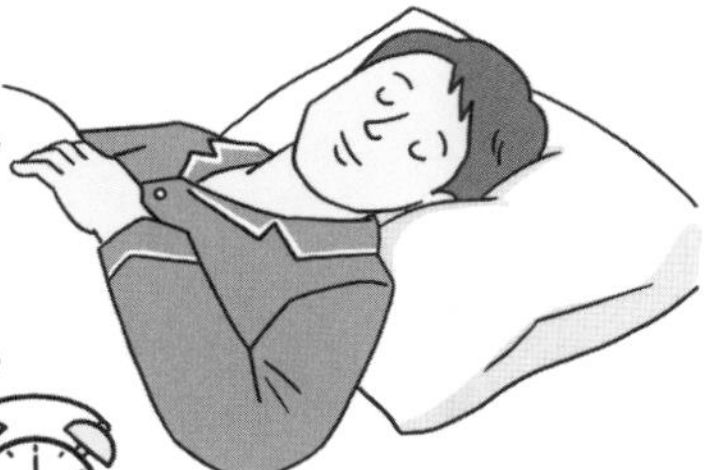

❷日付が変わる前に就寝する

❸毎朝決まった時間に起きる

❹朝起きたら朝日を浴びる

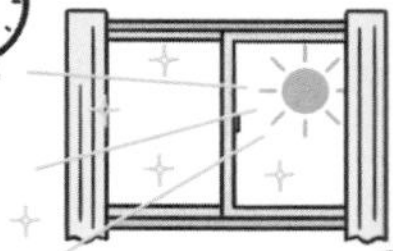

❺パソコンやスマホの操作は
就寝時間の３時間前までに終える

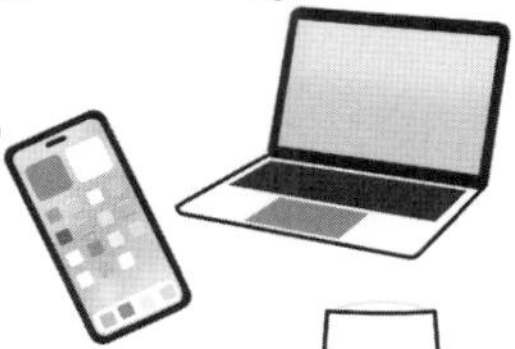

❻カフェインを含む飲み物は
午前中に限定して摂取する

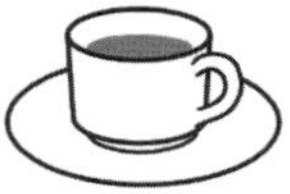

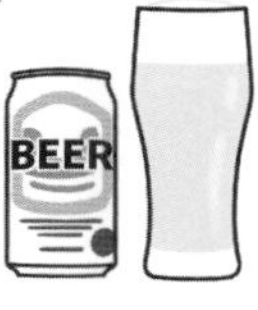

❼お酒は就寝時間の３時間前までに飲み終える

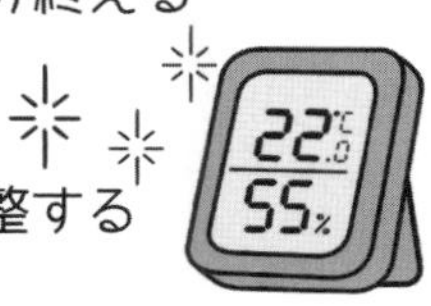

❽室内を清潔に保ち、室温と湿度を調整する

よく眠れるようにと寝酒をする人がいますが、これはまったくの逆効果。お酒を飲むと、アルコールの鎮静作用によって一時的に眠けを覚えますが、その後、アルコールが体内で分解されてアセトアルデヒドに変わると、逆に覚醒作用が働いて眠りが浅くなります。**お酒を飲みたい場合は、眠る3時間前までに飲み終えるようにしてください。**

睡眠の質という点で見逃せないのが、睡眠環境です。**室内を清潔に保ち、寝ている間にほこりや雑菌、カビ、化学物質などを体内に入れないように心がけましょう。**

また、大量に汗をかくと、成長ホルモンの分泌を促す亜鉛が汗とともに排出《はいしゅつ》されてしまいます。**エアコンで室温を調整するとともに、加湿器や除湿機を活用して湿度を50～60％に保つと、大量に汗をかくことがなく、快眠も得られます。**

第4章

のびタスで
身長が伸びた!
体験者の
歓喜の報告

50歳を過ぎても2ヵ月で2・5センチも背が高くなり高2の長女も2・2センチ伸びともに背すじがピンとして親子で大喜び

渡辺《わたなべ》英嗣《えいじ》　会社員・52歳

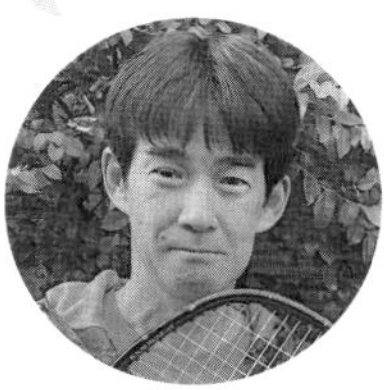

テニス漬けの毎日でひじを痛めたのがきっかけ

私の趣味はテニスです。大学時代に始めて以来、約30年以上続けており、週末はテニス漬けといってよいくらい、のめり込んでいます。

そんな私がひじに痛みを覚えるようになったのは、２０１０年か２０１１年ごろのことです。利き腕である右ひじの外側にズキズキとした痛みが走り、とくに物を持ち上げるときに強く痛むようになったのです。

近所の整形外科へ行ったところ、診断名は「テニスひじ」。医師からは「テニスを

郵 便 は が き

料金受取人払郵便

豊島局承認

4482

差出有効期間
2025年10月
31日まで

●上記期限まで
切手不要です。

170-8790

333

東京都豊島区高田3-10-11

自由国民社

愛読者カード　係 行

住所	〒□□□-□□□□ 都道府県 市郡(区)			
	アパート・マンション等、名称・部屋番号もお書きください。			
氏名	フリガナ	電話	市外局番　市内局番（　）番号	
		年齢	歳	
E-mail				

どちらでお求めいただけましたか？

書店名（　　　　　　　　　　　　　　　　　　　　）

インターネット　1．アマゾン　2．楽天　3．bookfan

4．自由国民社ホームページから

5．その他（　　　　　　　　　　　　　　　　）

ご記入いただいたご住所等の個人情報は、自由国民社からの各種ご案内・連絡・お知らせにのみ利用いたします。いかなる第三者に個人情報を提供することはございません。

『**身長は伸びる!**』を
ご購読いただき、誠にありがとうございました。
下記のアンケートにお答えいただければ幸いです。

●本書を、どのようにしてお知りになりましたか。

□新聞広告で（紙名:　　　　　　　　　　　新聞）
□書店で実物を見て（書店名:　　　　　　　　　　　　　　）
□インターネットで（サイト名:　　　　　　　　　　　　　　）
□人にすすめられて　□その他（　　　　　　　　　　　　　　）

●本書のご感想をお聞かせください。

※お客様のコメントを新聞広告等でご紹介してもよろしいですか？
（お名前は掲載いたしません）　□はい　□いいえ

ご協力いただき、誠にありがとうございました。
お客様の個人情報ならびにご意見・ご感想を、
許可なく編集・営業資料以外に使用することはございません。

やめない限りは治らない」といわれ、痛み止めの注射を打ってもらいましたが、痛みが消えることはありませんでした。

その後、近所の接骨院に通うことにしましたが、はかばかしい効果は得られませんでした。そこで、最初に行ったところとは別の整形外科を訪れてみましたが、やはりひじの痛みが消えることはありませんでした。

なんとかよい方法はないものかと思い、インターネットで検索していたときにヒットしたのが、高林孝光先生の治療院でした。ホームページを見ると、スポーツ選手をよく治療しているとあります。自宅からは電車でも車でも1時間半くらいかかる場所でしたが、ひじを治したい一心で行ってみることにしました。

治療院では、私のひじの状態をチェックしたあとに、ひじの痛みの原因や治療法について、くわしい説明がありました。それまでに通っていた整形外科や接骨院では、まったくなかったことです。そして、そのとき、テニスひじが腱鞘炎《けんしょうえん》の一種であることを初めて知りました。しかも、高林先生は、腱鞘炎の本まで出されています。先生のことを信頼した私は、すべてをおまかせすることにしました。

それからは治療院に定期的に通い、プロのスポーツ選手が使っているという最新の電機治療器による治療を受けるようになりました。それと同時に、ストレッチやテーピングの指導も受け、自宅で実行していたところ、1年ほどでテニスひじは完治しました。

その後も、テニスで痛めたひざを治療してもらっただけでなく、母のひざ痛や長女の足のねんざまで、一家でお世話になっています。

打点が高くなりサーブがよく入る

さて、2022年の8月に、今度はテニスで太ももの裏を痛めた私は、再び高林先生の治療院に通うようになりました。順調に経過して、完治の見通しがたってきた10月の上旬に、先生から「身長が伸びるエクササイズを考案したので、試しにやってみませんか」といわれました。

その時点で、私の身長は175・7センチ。子どものころから背は高いほうで、とくに「背が高くなりたい」と思ったことはありませんでした。しかし、テニスでサーブを打つときは、背が高いほうが有利です。スマッシュを打つときも同じです。この年齢になっても、少しでも背が高くなれるのなら、大好きなテニスに生かせるかもしれません。私は、その「のびタス」というエクササイズをやってみることにしました。

とはいえ、身長は思春期で止まると聞いていたので、伸びたとしても1～2ミリの誤差の範囲だろうと思っていました。しかし、高林先生によると、試した人たちのなかには、大人になっても背がグンと伸びている人がたくさんいるといいます。「それなら自分の場合も」という期待がふくらみました。

のびタスのやり方を教わり、まず治療院でやってみたところ、姿勢がよくなる感じがしました。とくに、最初に行う「腕のグルグル後ろ回し」（48ページを参照）のときに、天井からヒモで吊るされていることをイメージすると、背すじがピンと伸びる感じがしました。

そして、6種類のエクササイズを終えて、その場で身長を測ってもらったところ、なんと5ミリ伸びて176・2センチになっていたのです。全部のエクササイズを終えるまでに約1分しかかかっていないのに、これほどの成果が出るとは驚きでした。

それ以来、一日2度、朝会社に行く前と夜の風呂上がりにのびタスを行うのが日課になりました。

それから1ヵ月が経過した11月上旬に、再び身長を測ったところ、さらに8ミリ伸びて、177センチになっていました。そして、その1ヵ月後の12月8日には、さらに1・2センチも伸びていました。約2ヵ月の間にトータルで2・5センチも伸びて、178・2センチになっていたのです。1センチでも伸びればうれしいと思っていたので、この年齢で2・5センチも背が高くなるとは衝撃でした。

身長が伸びて、いちばんうれしかったのは、やはりテニスに好影響のあったことです。打点が高くなった分、サーブがよく入るようになったのです。また、家族から

「背すじが伸びて姿勢がよくなった」といわれるようにもなりました。

さらに、のびタスは高校２年生の長女にも、うれしい効果をもたらしてくれました。

長女は私に似て姿勢が悪く、年ごろなのでスラッと見せたい気持ちがあったようでした。また、部活で卓球をやっていて、卓球でも身長が高いに越したことはないといいます。そこで、私といっしょにのびタスを始めました。その結果、１６１センチだった身長が２・２センチ伸びて１６３・２センチになったのです。私と同じように背すじも伸びて、とても喜んでいます。

のびタスは、すでに習慣になっているので、今後も続けて

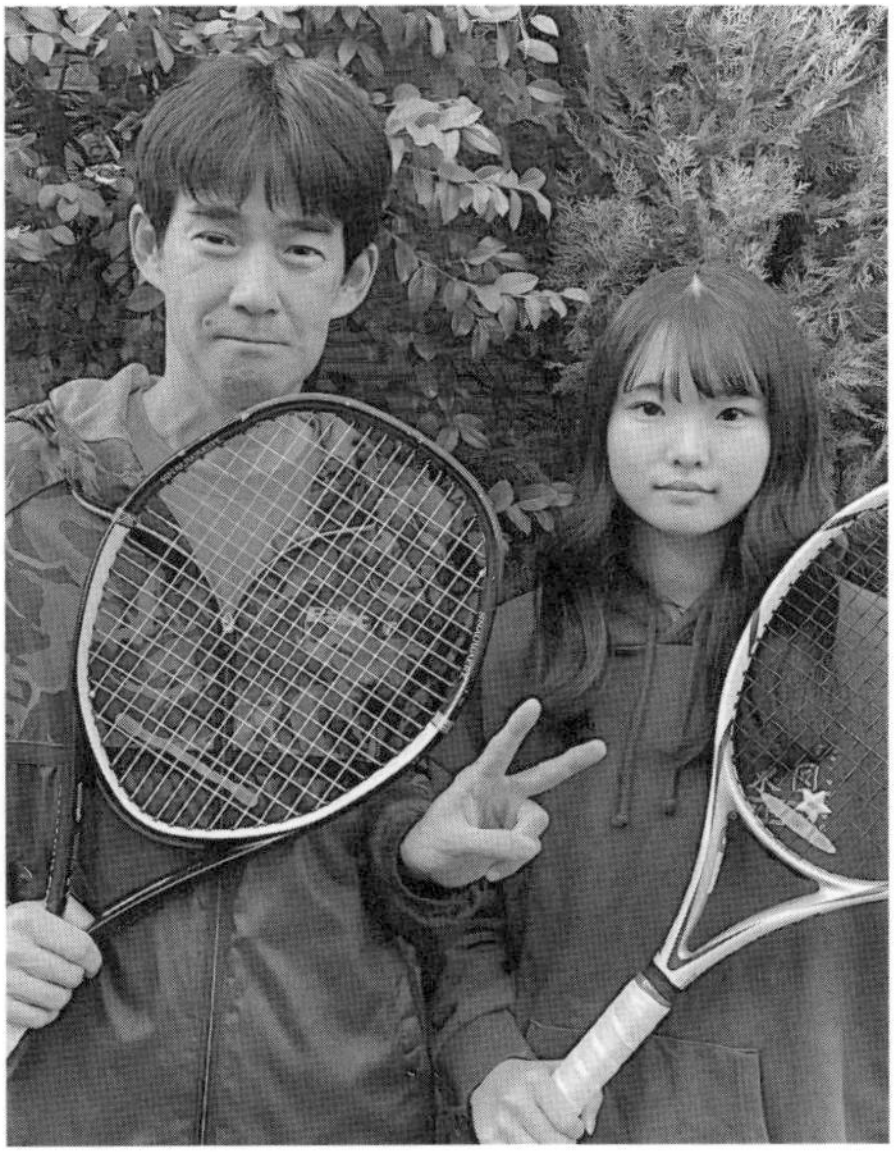

娘さん（右）も背が伸びた

いくつもりです。さらに身長が伸びて、毎年エントリーしているテニスの市大会で優勝できたら、こんなにうれしいことはありません。

高林先生のコメント

新しいセルフケアを考案しても、どういったメリットがあるのかを明確に伝えないと、患者さんはなかなか実行してくれないものです。そこで、テニス好きの渡辺さんには、「高い位置からサーブを打ったほうがスピードも上がるし、角度も出ますよ」といって、のびタスをすすめました。また、渡辺さんはややネコ背ぎみだったので、「背中が丸まっていると、肩の可動域《かどういき》が狭くなって、力もうまく入らない。その点でも試す価値はあると思います」と伝えました。

渡辺さんはとにかくまじめなかたで、治療の予約をとった日には、朝の6時半前には治療院に到着し、開院時間の8時半までの約2時間、駐車場でのびタスをはじめとしたさまざまな体操をしているほどでした。それだけ熱心に取り組んだのですから、52歳という年齢にもかかわらず２・５センチも身長が伸びたのは、当然の結果といえるでしょう。

また、娘さんも身長が２・２センチ伸びたとのこと。高校２年生といえば、ちょうど成長期が終わる時期ですが、お父様と同様に熱心に取り組んだ賜物《たまもの》だと推測できます。

小学6年生から12年間止まっていた身長が2ヵ月半でなんと7・7センチも高くなりネコ背もO脚も改善してスタイルがよくなった

鈴木《すずき》ひなた　会社員・24歳

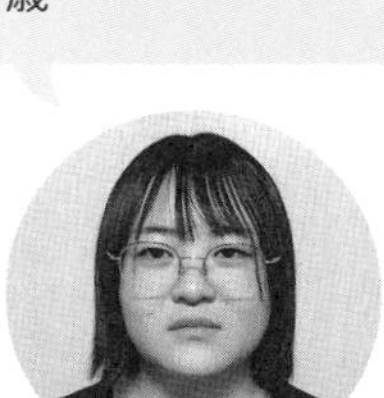

ネコ背とO脚がひざの負担となっていた

２０２２年10月上旬のことです。突然、右ひざに痛みが走りました。とくにケガをしたわけではなく、思い当たるふしもありません。とりあえず整形外科に行き、レントゲン写真を撮ってもらいましたが、原因不明ということで、痛み止めの飲み薬と湿《しっ》布薬《ぷやく》を処方されました。しかし、残念ながら、まったく効果がありませんでした。

ひざの痛みはますますひどくなり、とくに立ち上がるときに激痛が走るので、座るのがいやになるほどでした。ほとほと困った私が、知り合いに「どこかにいい先生はいないか」とたずねたところ、紹介されたのが高林孝光先生の治療院でした。しかも、私の自宅の近くだといいます。すぐにうかがうことにしました。

高林先生からは、骨盤《こつばん》がゆがみ、その影響で姿勢が悪くなっていることが、ひざ痛の原因と指摘されました。確かに私はネコ背で、おまけにO脚《オーきゃく》ぎみでした。そのため、足の内側に負担がかかって、ひざが痛むとのことでした。

そこで、治療院では、いろいろな種類の電気治療器による治療を受けると同時に、ネコ背やO脚に効果のある「のびタス」というエクササイズを行うことにしました。のびタスは、その名前のとおり、もともとは身長を伸ばすためのエクササイズで、ネコ背やO脚を矯正《きょうせい》する効果もあるのだそうです。

ただし、私は身長に関してはほとんど期待していませんでした。というのも、私は子どものころは背が高く、背の順に並ぶと、いつもクラスでいちばん後ろでした。小学6年生のときには、すでに160センチに達していましたが、そこで身長がピタッと止まり、どんどんまわりから追い抜かれ、高校生のときには真ん中より前のほうになっていました。身長が止まってから12年も経過しているのですから、いまさら身長が伸びるとは思えなかったのです。

それよりも、私が期待したのは、ネコ背とO脚に対する効果でした。とくにネコ背はひどく、ショーウインドーに映った自分の姿を見て愕然《がくぜん》とするほどでした。そのネコ背が改善し、しかもひざ痛から解放されるのなら、願ったりかなったりだと思ったのです。

久しぶりにはいたパンツはすそが寸足らず

のびタスのやり方を教わり、最初に治療院で試したときは、あまりに簡単なエクササイズなので、本当にこんな方法でよいのだろうかというのが正直な気持ちでした。

しかし、その気持ちはすぐに訂正することになりました。その場で身長を測ってもらったところ、なんと3・1センチも伸びて163・1センチになっていたのです。

小学6年生のとき以来、まったく伸びていなかった身長が、1分ほどのエクササイズによって3・1センチも伸びたのですから、驚異というほかありません。たった1度試しただけでこれだけ結果が出たのだから、毎日やってみようと思いました。

その日から、私は毎日欠かさずのびタスを行うようにしました（基本的なやり方は48〜73ページを参照）。高林先生からは、一日に最低1度、できれば3度行うようにいわれましたが、仕事が忙しいときもあるため、時間がとれる朝起きたときと夜寝る前の2度行うようにしました。とにかくやり方が簡単なので、続けることはまったく苦ではありませんでした。

こうしてのびタスを始めて1ヵ月後の11月上旬に再び身長を測ると、さらに2・1センチも伸びて、165・2センチになっていました。合計で5・2センチも伸びると、さすがに周囲も気づくようで、友達から「最近、背が高くなったんじゃない？」といわれました。

ちょうど同じころ、別の友達から「ネコ背が直ったね」ともいわれました。鏡に映っ

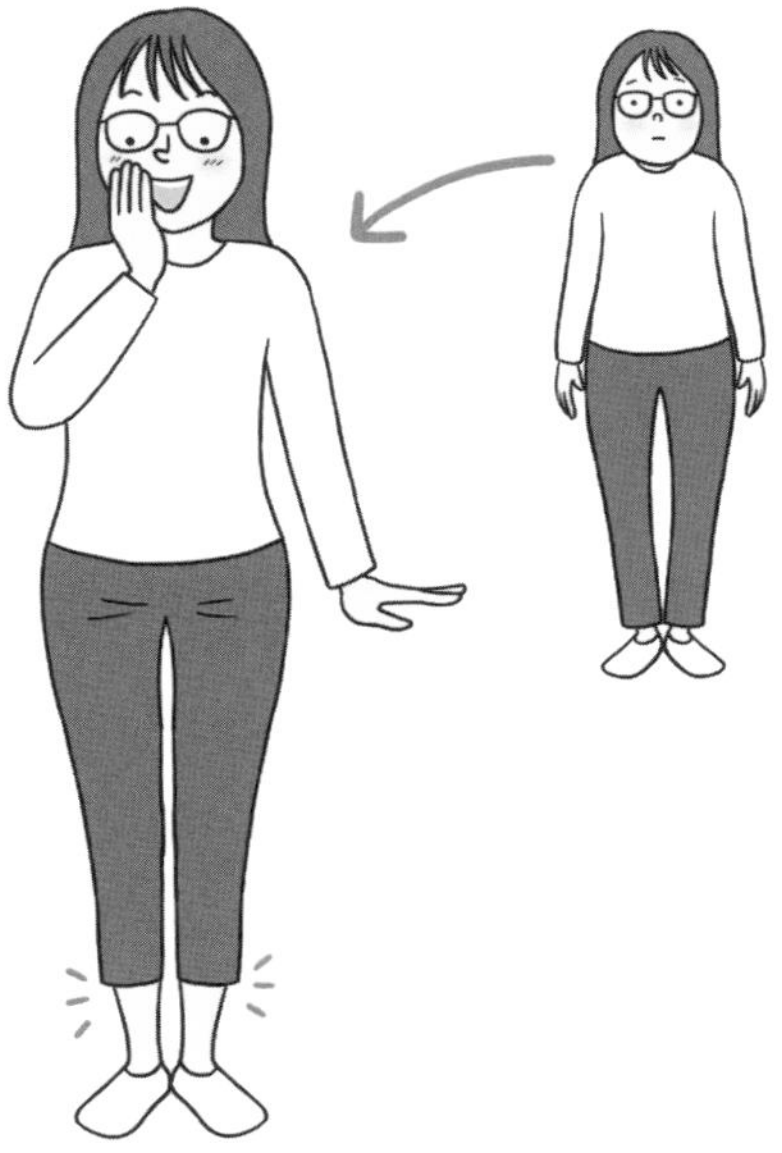

こんなに足が長くなった！

た自分の姿を見ると、確かに背すじがピンと伸びています。O脚も完全に直ったわけではありませんが、ひざとひざの間の隙間がかなり狭まっていました。それと同時に、ひざ痛も取れてきました。

そして、12月の中旬には、さらに2・5センチ伸びて、12年間、160センチのままだった身長が167・7センチになっていたのです。合計で7・7センチも伸びたということは、これまでどれだけ背中が丸まって、足が外側に開いていたのかと思ったものです。

それまで、O脚が目立つので、ロングスカートばかりはいて、パンツルックはさけていました。しかし、O脚が改善したので、久々にパンツルックに挑戦してみたら、パンツのすそが寸足らずになっていました。それだけ足が長くなったということでしょう。

単に背が伸びただけでなく、スタイルもよくなって、おまけに悩みのひざ痛も解消してと、いいことずくめです。いまでは、ことあるごとに、人にのびタスをすすめています。

たった2ヵ月半で7・7センチも背が伸びたのですから、今後も続ければ、さらに背が伸びるかもしれません。先入観にとらわれず、柔軟に対応すれば、こういう出合いもあるのだろうと感じています。

高林先生のコメント

鈴木さんは骨盤が極端に後傾しており、かなり重症のネコ背でした。また、ネコ背ほど重症ではないものの、

O脚でもありました。O脚は骨盤が前傾している人に多いのですが、骨盤が後傾していても、足の内側の筋力が弱いと、O脚になることはよくあるのです。

さらに、骨盤が後傾していると、鵞足《がそく》(脛骨《けいこつ》の内側にある腱《けん》の付着部)や縫工筋《ほうこうきん》(太ももの前面の内側にある筋肉)などが引っぱられて痛みます。右ひざの激しい痛みには、そうした痛みも含まれていたのでしょう。

以上のことから、骨盤の後傾こそがひざ痛の根本原因と考え、ひざ痛、ネコ背、O脚を一網打尽《いちもうだじん》にする秘策として、のびタスを指導しました。

鈴木さんは仕事で多忙にもかかわらず、時間をやりくりして取り組んでくれました。その結果、私が直接指導した人のなかでの最長記録である7・7センチも身長が伸びたのです。

これほど背が高くなると、まるで別人です。背すじが伸びて、足も真っ直ぐになり、スタイル抜群となりました。もちろん、ひざ痛も解消し、いきいきと輝いて見えるほどです。

1ヵ月で身長が2・3センチも伸び相手にプレッシャーを与えられるようになってプレーの質も向上した

大河原弘樹《おおかわらひろき》　大成シティFC坂戸・37歳

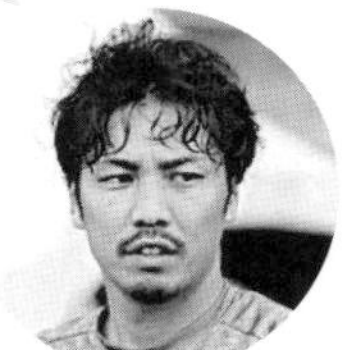

中学までは前から3番め

私がサッカーを始めたのは小学1年生のときです。友達に誘われたのをきっかけに、地元のサッカー少年団に入団しました。ちょうどJリーグが誕生したころで、まさにサッカーブームの到来とともに私のサッカー人生が始まったといってよいでしょう。

最初はゴールキーパーとフォワードを掛け持ちしていましたが、学年が上がるにつれてゴールキーパーを務める比率が高くなって、小学4年生でゴールキーパーに専念するようになり、以来、ゴールキーパーひとすじです。

ゴールキーパーは相手のゴールを阻止するのが仕事なので、当然、体が大きいほうが有利です。しかし、子どものころの私は背が低く、クラスで背の順に並ぶと前から3番めでした。母から牛乳をたくさん飲むようにいわれ、そのとおりにしていましたが、中学生になっても相変わらず前から3番めのままで、常に「もっと大きくなりたい」という思いでいっぱいでした。

そんな私の身長が急速に伸び始めたのは、高校に入学してからのことです。入学して1年間で12センチも伸びたのです。身長を伸ばすために特別なことは何もしていません。あえていうなら、食欲が旺盛だったので、ごはんをたくさん食べていたことくらいでしょうか。

身長が12センチも伸びると、立ったときの景色が明らかに変わります。ストライドが広くなったのか、足も少し速くなった気がしました。

高校を卒業後は大学でもサッカーを続け、大学を卒業した2008年には、Jリーグのチームに入団しました。しかし、残念ながら試合出場はかなわず、2010年、

25歳で一度引退し、２０１２年に仕事をしながらクラブチームでサッカーを再開し、現在に至ります。

さて、２０２１年のことです。私は長年の悩みである腰痛の解消法を模索していました。大学生のときにギックリ腰になって以来、ずっと腰が痛く、痛みとつきあいながらプレーをしていたのです。

腰の治療とケアをしてくれるところが近くにないかをインターネットで探していたときに、これはと思ったのが、高林孝光先生の治療院でした。ホームページによると、数多くのアスリートの治療をしているうえに、トレーナーとしてもチームに帯同しているとあります。すぐに連絡をして、治療の予約をとりました。

治療院では、電気治療と鍼《はり》治療を受けるとともに、ストレッチの指導をしてもらいました。おかげで、腰痛は徐々に軽快し、それ以来、体のケアのために定期的に治療院に通うようになりました。

姿勢がよくなって伸びた分よりも大きく見られる――

こうして高林先生の治療院に通うようになって1年ほどが過ぎた2022年の8月ごろのことです。私は先生から「のびタス」という身長が伸びるエクササイズをすすめられました。

その時点での私の身長は180・7センチ。一般的には長身とされますが、実はゴールキーパーとしては小さいほうです。日本人のゴールキーパーの平均身長は185センチ以上なのです。しかも、のびタスは、ゆがんだ骨格を矯正《きょうせい》する効果が高いので、正しい姿勢が身について、腰痛にも効果が期待できるといいます。早速、その場でやり方を教わり、やってみました。

教わった当初ののびタスは、10種類くらいのいろいろな動きを兼ねたストレッチで構成されていました。実際にやってみると、いろいろな部位に刺激を入れることで、たらくに立てるのを感じました。ムダな動きをすることなく、スッと立てるのです。ただし、身長が伸びるという感覚はよくわかりませんでした。

ところが、その場で身長を測ったところ、なんと1・5センチも伸びて182・2センチになっていたのです。前述したように、ゴールキーパーは少しでも体を大きくしたいポジションなので、驚くとともに大喜びしました。

のびタスの効果を実感した私は、その日から自宅でものびタスを実行することにしました。朝起きたときと夕方の練習前の一日2度、10種目くらいのエクササイズを10回ずつくらい行いました。

その後、よりシンプルに6種類に修正したエクササイズを教わり、現在はそちらを実行しています（基本的なやり方は48～73ページを参照）。どの動きにもキツさがまったくなく、手軽にできる点が気に入っています。とくに、朝起きたときにやると、体が目覚めていく感覚を体感できます。

そして、のびタスを始めて約1ヵ月後、高林先生の治療を受けに行ったときに身長を測ってもらったところ、さらに8ミリ伸びて183センチになっていたのです。

なお、のびタスと並行して、管理栄養士に依頼して、栄養の管理もしてもらいました。おかげで、73キロだった体重を筋肉だけで10キロふやし、83キロにすることができました。脂肪《しぼう》はまったくふえていません。

こうして身長・体重ともにふえたことにより、周囲の反応も変わってきました。グラウンドに立ったときに「全体的にデカくなった」といわれるようになったのです。しかも、姿勢がよくなったことで、実際の身長よりもさらに大きく見えるようです。

体の変化は、プレーにも好影響を与えています。まず、何よりも体が大きくなったことで、相手がシュートを打つときにプレッシャーを感じているのがわかるようになりました。また、複雑な動作をするときに、体幹《たいかん》をうまく使えるようにもなりました。そのため、空中戦でジャンプをして相手とぶつかっても、視線がぶれなくなったのです。これは大きな収穫でした。

「とにかくやってみなければわからない」と思ってやったのびタスでしたが、結果的に大正解でした。まずはやってみること。そして、よいと思ったことは継続すること。

まさに、継続は力なりです。

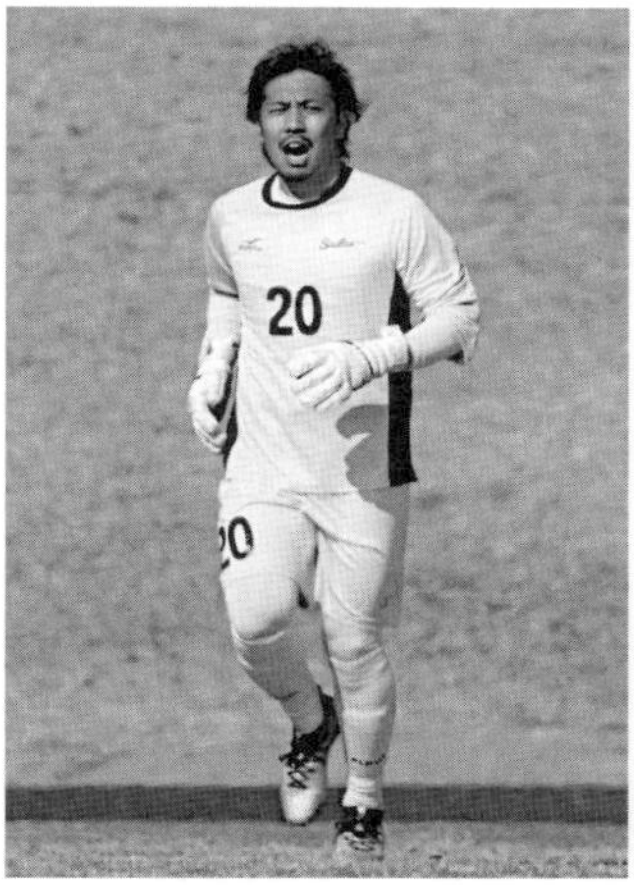

大河原弘樹選手のプロフィール

１９８５年、東京都出身。正則学園高校、尚美学園大学をへて、２００８年にジェフユナイテッド市原・千葉リザーブズに入団。２０１０年に現役引退後、２０１２年にクマガヤＳＣで現役復帰。大成シティＦＣ坂戸、東京ユナイテッドＦＣ、南葛ＳＣをへて、２０２３年に大成シティＦＣ坂戸に復帰。ポジションはゴールキーパー。

高林先生のコメント

アスリートは、ふだんから過酷なトレーニングをしているため、一般の人よりもはるかに筋力があります。しかし、その半面、激しいトレーニングの影響で、関節がつまっていることも多いものです。

しかし、そういうタイプの人は、のびタスで関節のつまりを解消すると、その分、身長が伸びやすいともいえます。また、過酷なトレーニングによって硬く萎縮《いしゅく》した筋肉も、ストレッチ効果で伸びるため、さらなる伸長《しんちょう》効果が期待できます。

大河原選手も、治療のために肩や腰を回したときにボキボキと音がして、関節がつまっている可能性が高いと思われました。そこで、のびタスを実行してもらったところ、予想どおりの効果が現れて、1ヵ月で身長が2・3センチも伸びたというわけです。

複雑な動作をするときに、体幹をうまく使えるようになったのは、のびタス2の「わき腹プッシュ」（52ページを参照）の効果でしょう。わき腹を押すことで腹横筋《ふくおうきん》（わき腹の最も深層にある筋肉）が刺激されて、正しい姿勢を保てるようになったためと考えられます。

バスケットボール選手にとって重要な武器である身長が３・９センチも伸びてプレーも対戦相手の見る目も変わった

関口《せきぐち》サムエル　しながわシティ バスケットボールクラブ・23歳

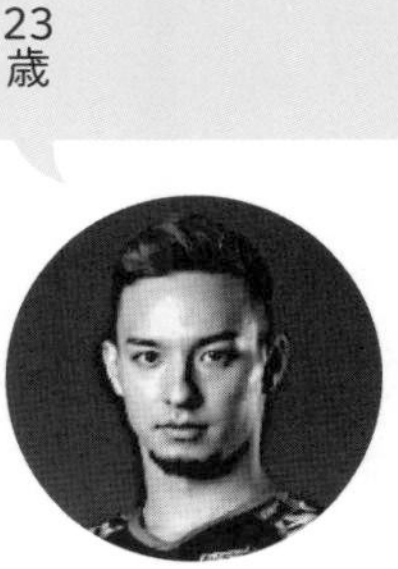

やってみたらやはり背が高いほうが有利

私は小学生のころから背が高く、クラスで背の順に並ぶと、いつも後ろのほうでした。バスケットボールを始めたのは小学３年生のときからですが、背が高かったからバスケットを選んだわけではありません。最初は父のすすめで野球をやっていたのですが、あまりしっくりこず、３年生に上がる前に辞めていました。その後、友達といろいろ遊んでいるなかでバスケットに出合ったのです。

通っていた小学校は校庭が広く、バスケットコートが３面くらいありました。そのため、自然とバスケットのボールをさわる機会がふえ、おもしろさにひかれて、地元のクラブチームに入ったというわけです。

背が高かったので始めたわけではないバスケットでしたが、実際にやってみると、やはり背が高いことは有利でした。そのため、私はバスケットにどんどんのめり込んでいきました。

小学校卒業後は、地元の中学校のバスケ部でプレーしながらストリートバスケで腕を磨きました。そして、中学を卒業後、ポーランドの高校に入学し、現地のプロチームに入団したのです。

もともとは、中学を卒業したらバスケットの本場であるアメリカに行きたいという思いがありました。ただ、アメリカは日本と同じように学校のバスケ部に入るのに対して、ポーランドはプロチームのユースであるクラブチームでプレーができます。どちらの環境が自分の成長につながるかは考えるまでもありません。母の母国であるポーランドは、幼いころから何度か訪ねてなじみがあり、現地に祖母がいたことも、背中を押してくれました。

ポーランドでは、祖母が住んでいたワルシャワのチームに入りました。最初はアンダー18のチームに入って、その後、トップチームに昇格しました。

まさにバスケット漬けの毎日で、楽しく充実していましたが、生活面ではカルチャーショックもありました。同世代の人との人間関係や文化の違いにとまどうことが多々ありました。ある程度の会話はできたものの、深い会話までには至らず、最初の1～2ヵ月はホームシックにかかり、早く日本に帰りたくてしようがありませんでした。

また、プレーの面でも面くらうことがありました。日本では背が高い人がやるセンターが主だったのに、ポーランドではポイントガードやシューティングガードといった背の低い人がやるポジションが多かったのです。そのくらい背の高い選手たちに囲まれていたわけです。当時、私の身長は185センチくらいでしたが、チームのなかに同い年で2メートル以上の選手が2～3人いました。

けっきょく、ポーランドでは二つのプロチームでプレーをし、2018年、19歳のときにウィリアム・ジョーンズカップ日本代表候補に選出され、代表合宿に招集されたのをきっかけに帰国し、Bリーグの富山グラウジーズに入団しました。

しかし、帰国後はケガのために思うようなプレーができない日々が続きました。最初に負った足首のねんざが思いのほか長引き、ずっと下半身の重さが改善しなかったのです。若い時期に日本のトップを経験して調子にのっていたわけではありませんが、あまり体に気を使っていなかったのは事実です。いま思えば、真のプロフェッショナルではなかったのでしょう。

そうした経験から、私は体のケアをしてくれるところを探すようになりました。そして、２０２０年ごろに、インターネットで高林孝光先生の治療院を見つけたのです。

それ以来、高林先生にはずっとサポートしてもらっています。電気治療をメインに、必要に応じて鍼《はり》、マッサージなどで全身のケアをしてもらっています。

自分にとってとてつもなく大きな数字

高林先生から「のびタス」という身長が伸びるエクササイズをすすめられたのは、2022年の夏の終わりのことです。いつものように全身のケアをしてもらったあとに、「バスケット選手にうってつけのエクササイズがある」といわれたのです。

最初は、もともと背が高い自分にどれほどの効果があるのだろうと、さほど大きな期待はしていませんでした。しかし、体の構造を熟知している先生が考案したエクササイズなので、まずはやってみることにしました。

この年齢になっても身長が伸びるというので、何か特別なことをやるのかと思っていましたが、エクササイズ自体はとてもシンプルなもので、過去にやったことのある動きもかなりありました。

しかし、その効果は思いもよらぬほど衝撃的なものでした。当時、190センチだった身長が、その場で3・3センチも伸びて、193・3センチになっていたのです。こんなシンプルな体操で、これほどの効果が出るとは驚きでした。

その日から、私は毎日欠かさず自宅でのびタスを行うようになりました。そして、その約1ヵ月後、改めて身長を測ったところ、さらに6ミリ伸びて193・9センチになっていたのです。わずか1ヵ月の間に、合計で3・9センチも背が高くなったわけです。

バスケットは、身長が1センチ高くなるだけで、プレーはもちろん、対戦相手の見る目も違ってきます。ですから、3・9センチという数字は、とてつもなく大きなものです。

おかげで、精神的にも余裕が生まれました。身長が同じくらいのチームメイトと並んでも明らかに自分のほうが高い気がします。立ったときの感覚もかなり変わりました。

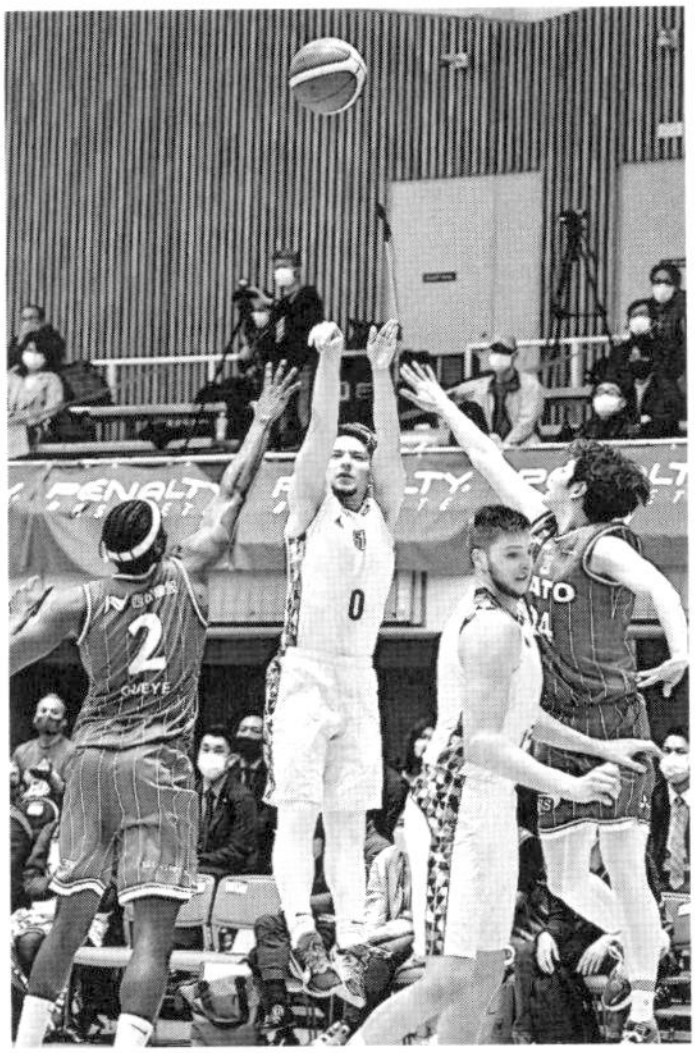

精神的にも余裕が生まれた

のびタスは、いまも一日に1度、夜寝る前にやっています（基本的なやり方は48〜73ページを参照）。寝る前に行うと、ぐっすり眠れて、朝の目覚めも快調です。

バスケットは身長がすべてではありません。技術を磨くことも大切です。しかし、それでも、背が高ければそれがアドバンテージになることは間違いありません。その意味で、バスケットボーラーとしてのびタスと出合えた私は、とてもラッキーだったと実感しています。

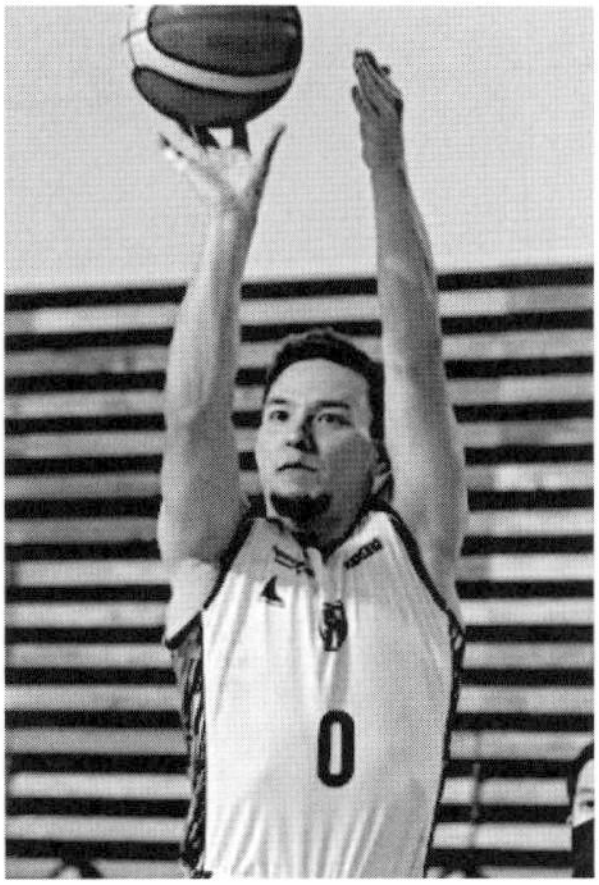

関口サムエル選手のプロフィール

1999年、千葉県出身。2015年、16歳でポーランドのポロニア・ワルシャワに入団し、ユースチームとトップチームでプレー。2017年にレギア・ワルシャワに入団したのち、2018年に帰国してBリーグの富山グラウジーズに入団。2021年からしながわシティ バスケットボールクラブでプレー。ポジションはシューティングガード。

関口選手は、これまでに私がのびタスを指導した患者さんのなかで、最も身長の高いかたです。身長190センチの人に指導をした経験がなかったため、多少の不安もありましたが、体験手記にもあるように、バスケットボール選手にはうってつけの方法なので、ぜひやってもらいたいとすすめた次第です。

高林先生のコメント

121ページにご登場いただいた大河原弘樹選手と同様に、ふだん体を鍛《きた》えている影響で、関口選手も関節のつまりや筋肉の萎縮《いしゅく》が見受けられました。しかし、それらを解消することで、予想以上の伸長《しんちょう》効果を得ることができました。

関口選手は骨盤《こつばん》が後傾していて、ネコ背ぎみでした。夜寝る前にのびタスを行うと、熟睡できて、朝の目覚めがよくなったのは、ネコ背が解消したことにより、肺が圧迫されなくなり、全身に酸素がゆきわたるようになったためと思われます。

体験手記を拝読し、関口選手が最初に来院される前に、チームのコーチから連絡をいただき、「これから伸びる選手だから、ぜひ見てほしい」といわれたことを思い出しました。プレーはもちろんですが、身長まで「伸びる」ことになるとは思いもしませんでした。

背の低さを気にしていた小学5年生の息子の身長が3ヵ月半で8センチも伸び自信がついて性格まで明るくなった

荒井《あらい》佳寿美《かずみ》 主婦・43歳

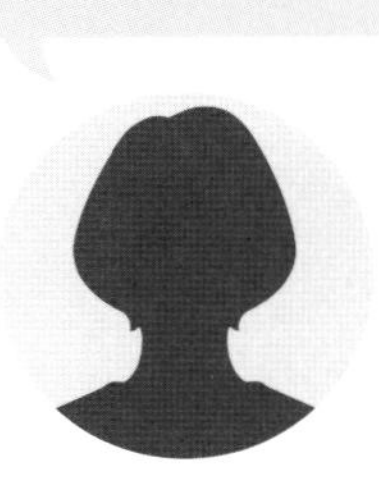

「後ろのほうに並びたいなあ」

私には、小学5年生の息子と幼稚園の年長組の娘がいます。私が子どものころとは違って、いまはデジタル機器が日常生活にあふれており、2人とも実に器用に使いこなしています。

とくに息子の稜一朗《りょういちろう》は、学校の宿題のために、タブレットを見たりパソコンで調べ物をしたりする機会が非常に多くあります。その影響なのか、常にネコ背で、あごが前に出た姿勢をしています。パソコンやタブレットを操作している姿を横から見ると、背中がかなり丸まっているのが気になっていました。

そのうえＯ《オー》脚《きゃく》ぎみなこともあって、身長１３７センチと、この年齢にしては背が低く、クラスでもかなり前のほうでした。幼いころから背は低いほうで、本人も「後ろのほうに並びたいなあ」とよくいっていました。とくに、背の高い同級生から頭の上に手を置かれたり、女の子から「かわいい」といわれたりするのがとてもいやだったようです。

夫がインターネットで「背が伸びる体操」というものを見つけて、1年間ほどやらせていたこともありました。しかし、やり方が間違っていたのか、あまり効果がなく、身長は1センチくらいしか伸びませんでした。

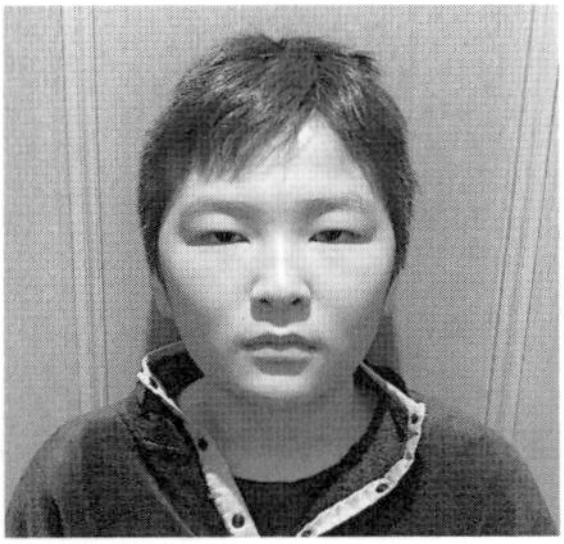

荒井稜一朗くん

ちなみに、私は身長１６０センチと女性の平均身長より少し高い程度で、夫は１６６～１６７センチと低めです。

さて、2022年9月のことです。夫がひじの腱鞘炎《けんしょうえん》やひざ痛の治療でお世話になっている高林孝光先生の治療院に行ったときに、息子の話をしたそうです。すると、高林先生は「だったらこんなものがありますよ」といって、「のびタス」という身長が伸びるエクササイズを教えてくれたというのです。

夫は帰宅すると、私にのびタスをやって見せました。のびタスは6種類のエクササイズで構成されており、「腕のグルグル後ろ回し」（48ページを参照）から始めます。まず右腕を回し終えて、両手を上に伸ばしたところ、明らかに右腕が長くなっているではありませんか。人間の体は、こんなに短時間で変わるものなのかと、2人で驚き、早速その日から息子にのびタスをやらせることにしました。

背が高くなったことが自信につながっている——

最初にのびタスの話を息子にしたときは「本当にそんなので背が伸びるの？」と半

信半疑の様子でした。しかし、やり方が簡単で、1セットやっても1分程度で終わるので、まずはやってみようということになりました。

息子は、一日のうち朝か夜の1度、６種類のエクササイズを2セットずつ行っています（基本的なやり方は48～73ページを参照）。夫がいるときは、横に立って、やり方をチェックしてくれています。

ある日、息子がパソコンやタブレットを見たあとにのびタスをやったところ、「背すじが伸びるような感じがして、いつもと全然違う」といっていました。

なお、夫は高林先生からのびタスを教わったときに、食事に関するプリントもいただいてきました。そこで私は、プリントに書いてあった亜鉛《あえん》が豊富なピーナッツ、レバー、納豆、ゴマや、ビタミンCやクエン酸が豊富な柑橘類《かんきつるい》などを料理にとり入れるよう心がけました。

こうしてのびタスを日課にするとともに、食事にも気を配って1ヵ月が過ぎた10月上旬に、息子の身長を測ってみました。すると、４センチも伸びて１４１センチになっていたのです。

この結果に自信を深めた息子は、ますます熱心にのびタスに取り組むようになりました。すると、それに呼応するかのように成果が上がってきました。11月上旬にはさらに2センチ、12月中旬にはさらに2センチも身長が伸びていたのです。約3ヵ月半で合計8センチも背が高くなり、現在の身長は145センチです。

丸く縮こまっていた背中はピンと真っすぐに伸び、前に突き出ていたあごも引っ込みました。また、O脚もかなり改善しました。これには、タオルを両手に持って屈伸する「バンザイクッションスクワット」（66ページを参照）の効果が大きかったようです。

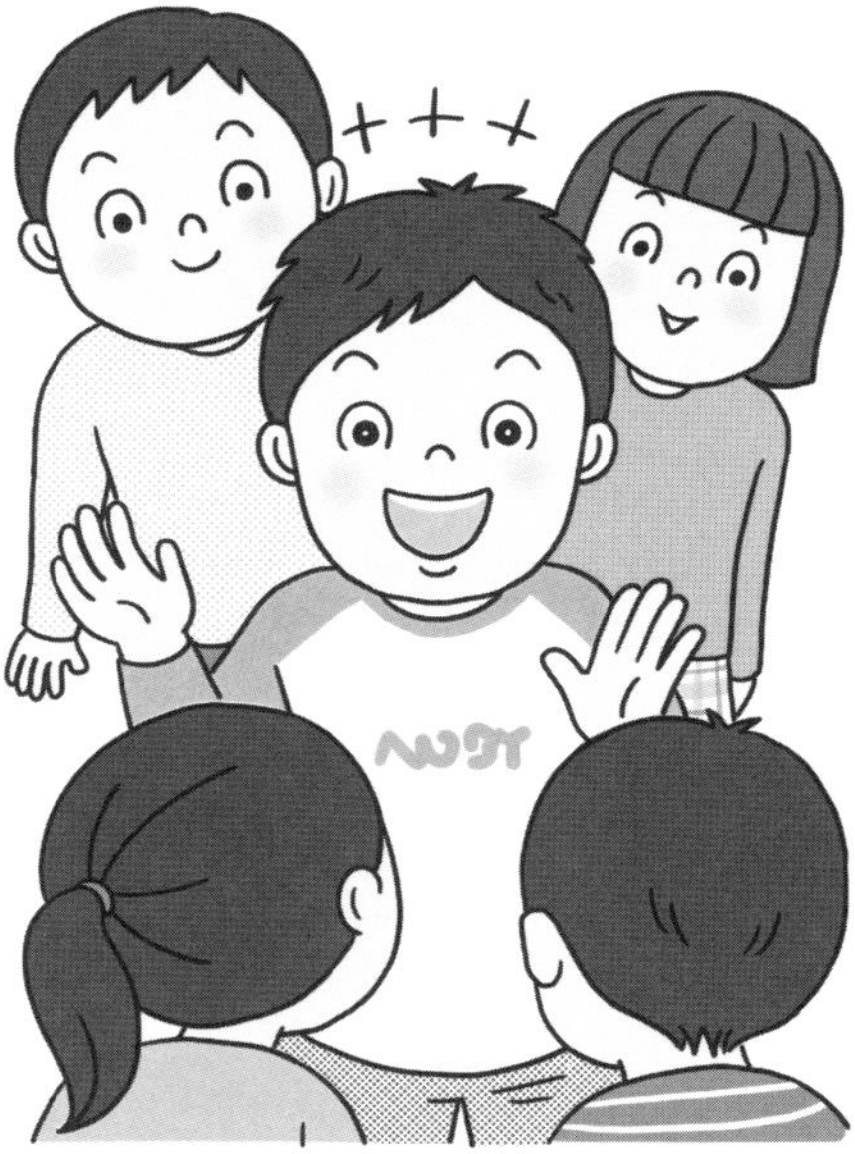

自信がついて性格まで明るくなった

最近では、友達からも「僕より背が高くなってない？」といわれたそうです。実際に、並び順も後ろのほうになり、とても喜んでいます。性格も以前より明るくなりました。背が高くなったことが、自信につながっているのかもしれません。

今回、息子は一生懸命に取り組んだからこそ、よい結果が出たのだと思います。息子も娘も、何事にも一生懸命に取り組む人になることを願っています。

高林先生のコメント

タブレットやパソコン、スマホなどの影響でネコ背になっているのは、現代の子どもたちの共通点です。いまや、「骨盤後傾・ネコ背・あご出しはワンセット」とまでいわれているほどです。

この問題を解決するには、デバイスの過度な操作を控えるとともに、体を動かす機会をふやすことが肝要《かんよう》になります。とはいえ、ふだんから体を動かす習慣のない子どもがいきなり激しい運動をするのは危険です。その点、ゆっくりとした動きで、しかも全身の骨格や筋肉に働きかけるのびタスは、理想的なエクササイズといえます。

また、荒井さんが食事の見直しをされたことも、息子さんにとっては大きかったと思います。とくに、亜鉛は汗とともに出やすい性質があるので、ピーナッツ、レバー、納豆、ゴマなどを積極的にとったことが功を奏したものと思われます。

8センチというのは、これまでにのびタスを実行した人のなかで、最高の伸長《しんちょう》効果ですが、私はこの結果にさほど驚いていません。軟骨芽細胞《なんこつがさいぼう》が増殖《ぞうしょく》・成長し続ける成長期の子どもがのびタスを行えば、このくらいの成果が出るのは当然だからです。

付章

身長を より高く「見せる」 裏技

本章では、伸長《しんちょう》エクササイズ「のびタス」によって高くなった身長を、より高く見せるための方法を紹介します。**人間の視覚の特徴を上手に利用すれば、実際の身長よりも高く見せることはじゅうぶんに可能です。**ぜひお試しください。

基本は「視線を上に集める」こと

まず、基本的なこととして、**人の視線を上に集めるようにしましょう。**そうすることにより、実際の身長よりも高く見せることができます。

そのためには、服の選び方にちょっとした工夫を加えるのが最も効果的です。

具体的には、**トップスにボリュームのあるシルエットのものを選びます。**ファッション業界では、トップスにボリュームがあり、ボトムスがタイトなシルエットを「Yラ

視線を上に集める工夫

❶Yラインの着こなしをする

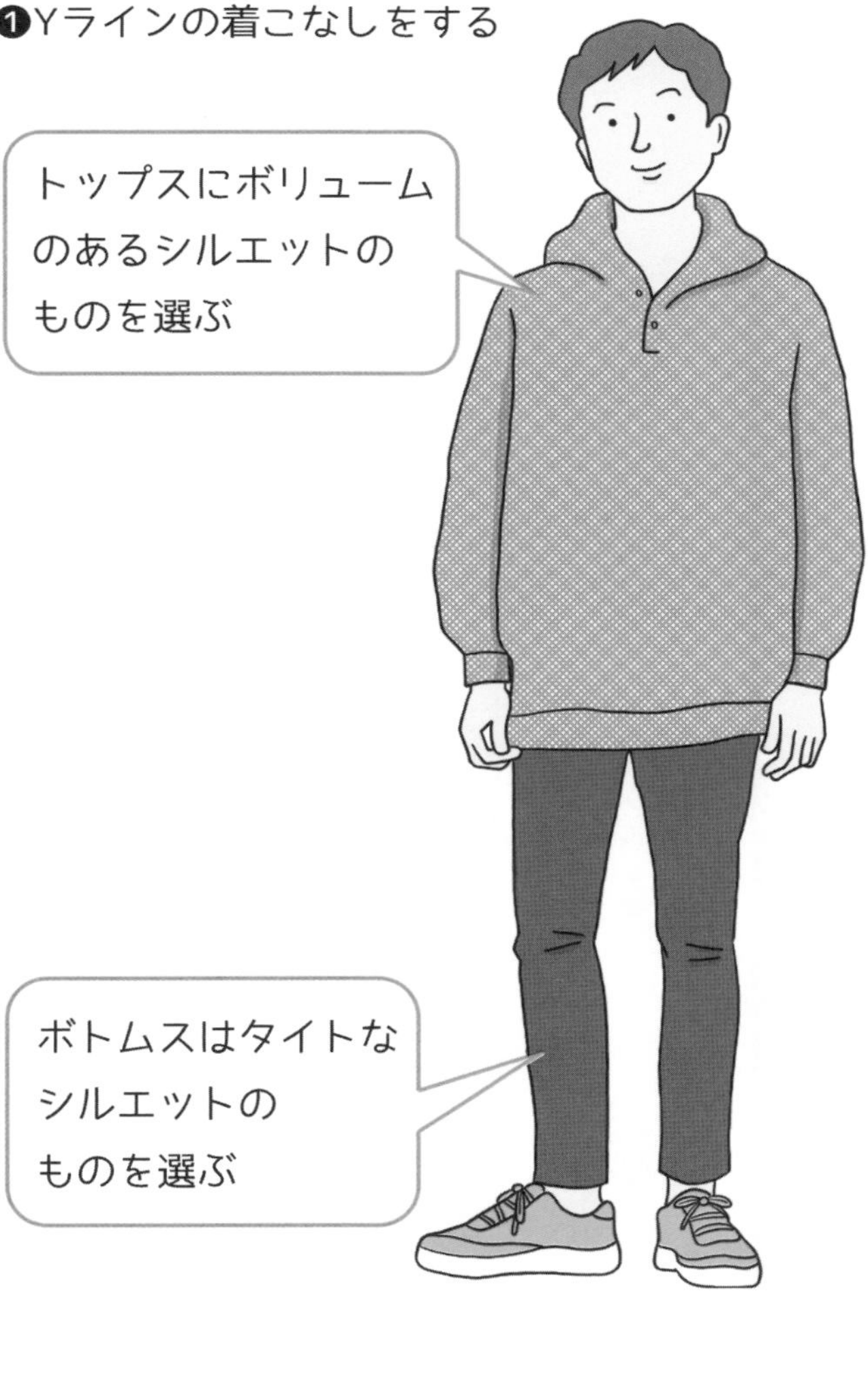
トップスにボリュームのあるシルエットのものを選ぶ
ボトムスはタイトなシルエットのものを選ぶ

イン」といいます。Yラインの着こなしをすると、自然と視線が上に向きます。

また、人の視線は、暗いところよりも明るいところに集まる傾向があります。そのため、**トップスに明るい色を、ボトムスに暗い色を選ぶと、やはり視線が上に集まります。**加えて、靴下や靴をボトムスの暗い色と同系色にすると、足が長く見えて、より背が高く見えます。

そのほかに、帽子やメガネ、マフラー、ストール、ネックレスなどの小物を活用したり、髪のトップ部分にボリュームを出したり、髪を派手な色に染めたりすることでも、視線を上に集めることができます。

視線を上に集める工夫

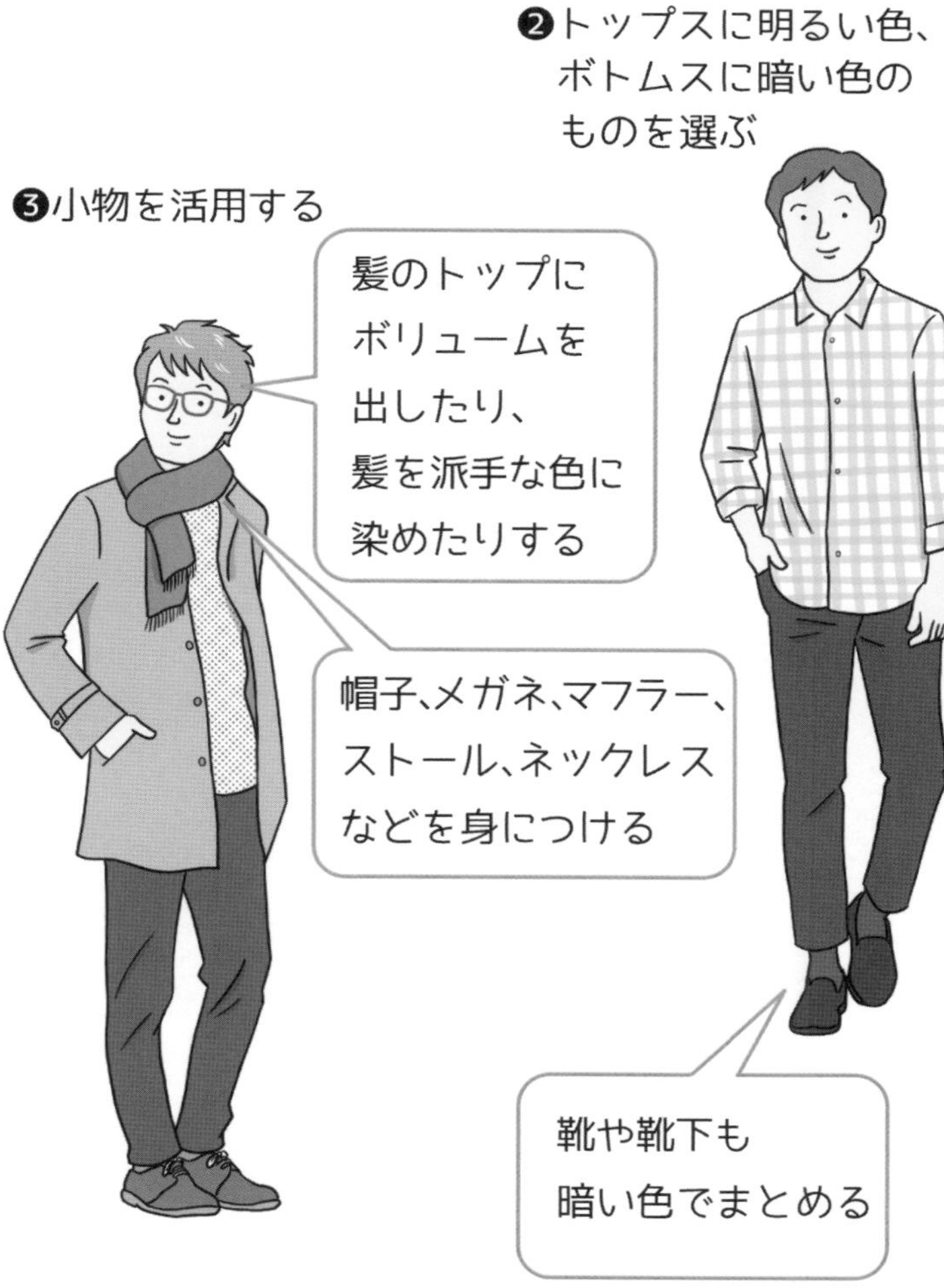
❷トップスに明るい色、ボトムスに暗い色のものを選ぶ
❸小物を活用する
髪のトップにボリュームを出したり、髪を派手な色に染めたりする
帽子、メガネ、マフラー、ストール、ネックレスなどを身につける
靴や靴下も暗い色でまとめる

錯視効果を使ってさらにワンランクアップ

さらにワンランクアップした工夫として、「錯視《さくし》効果」を利用する方法があります。

錯視効果とは、俗に「目の錯覚」ともいわれる視覚効果のことです。錯視効果は、主にデザインやアート、美容、ファッションなどの世界で活用されており、それぞれの分野で高く評価されています。

錯視効果の代表的なものには、**矢印の向きによって線の長さが異なって見える「ミュラー・リヤー錯視」、同じ長さの図形は縦にしたもののほうが横にしたものより長く見える「フィック錯視」、同じ大きさの長方形を横に色分けした場合よりも縦に色分けしたほうが長く見える「バイカラー錯視」、対象物の一部が隠れて見えないときに欠けた部分を脳内で補完して全体像を認識する「アモーダル補完」**などがあります。

身近な例としては、東京ディズニーランドのシンデレラ城は、建物の外壁の石や飾りの大きさが上に行くほど小さくなっています。そのため、遠近感が実際よりも強調されて目に映り、城がより高く見えるように仕掛けが施《ほどこ》されています。

こうした錯視効果をファッションに応用すると、実際の身長よりも高く見せることが可能になります。具体的な方法をいくつか紹介しましょう。

Vネックのシャツを着る

ミュラー・リヤー錯視を使った方法としては、Vネックのシャツが有効です。**同じ長さの直線の両端に外向きの矢印をつけると短く見え、内向きの矢印をつけると長く見えます**（152ページの図を参照）。したがって、**Vネックのシャツを着ると、矢印（V**

ミュラー・リヤー錯視を使った着こなし

同じ長さの直線の両端に外向きの矢印をつけると
短く見え、内向きの矢印をつけると長く見える

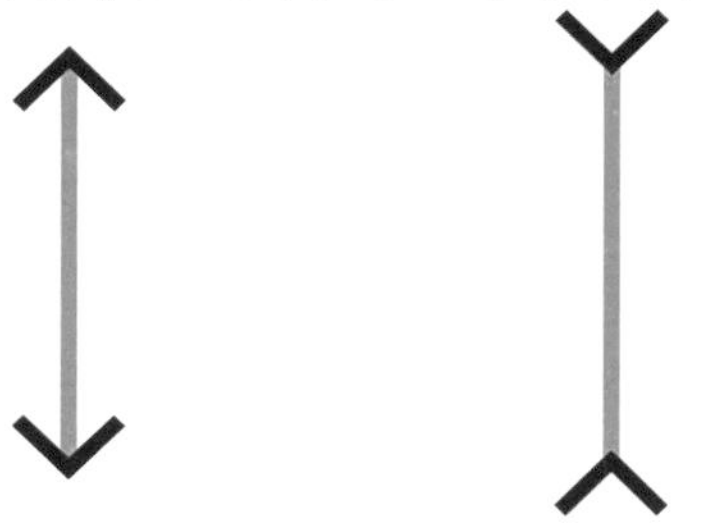

Vネックのシャツを着ると矢印が内向きになり、
背が高く見える

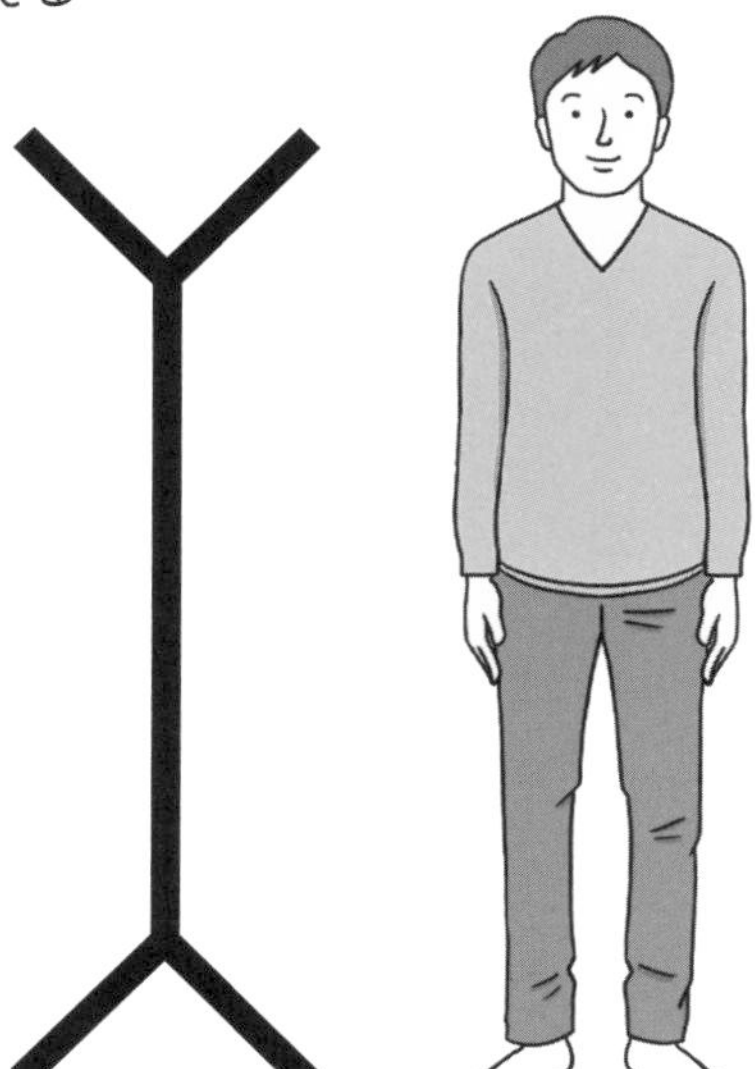

の字）が内向きになり、背が高く見えるのです。

服に縦のラインをとり入れる

フィック錯視を使った方法としては、服に縦のラインをとり入れると効果的です。**同じ形のものを横にしたときよりも、縦にしたときのほうが長く見えます**（154ページの図を参照）。そのため、服に縦のラインをとり入れると、より背が高く見えます。

具体的には、**ストライプ柄の服を着る、シャツやジャケット、カーディガンなどの前を開けて着る、ショートコートよりもロングコートを選ぶといった方法があります。**

色を縦に分割する

バイカラー錯視を使った方法としては、服の色を選ぶときに、縦に色を分割するよ

フィック錯視を使った着こなし

同じ形のものを横にしたときよりも、縦にしたときのほうが長く見える

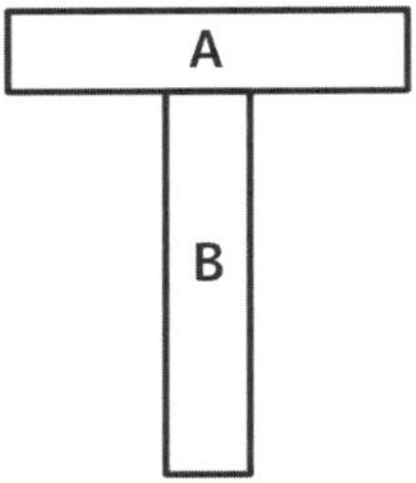

コートなどの前を開けて服に縦のラインを入れると背が高く見える

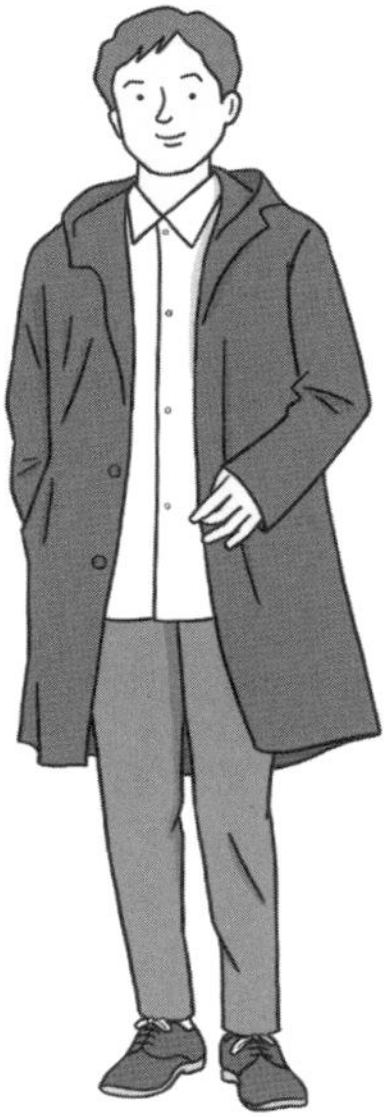

バイカラー錯視を使った着こなし

同じ大きさのものを縦と横に分割した場合、
縦に分割したほうが長く見える

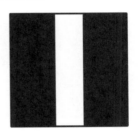

色を縦に分割した組み合わせにすると背が高く見える

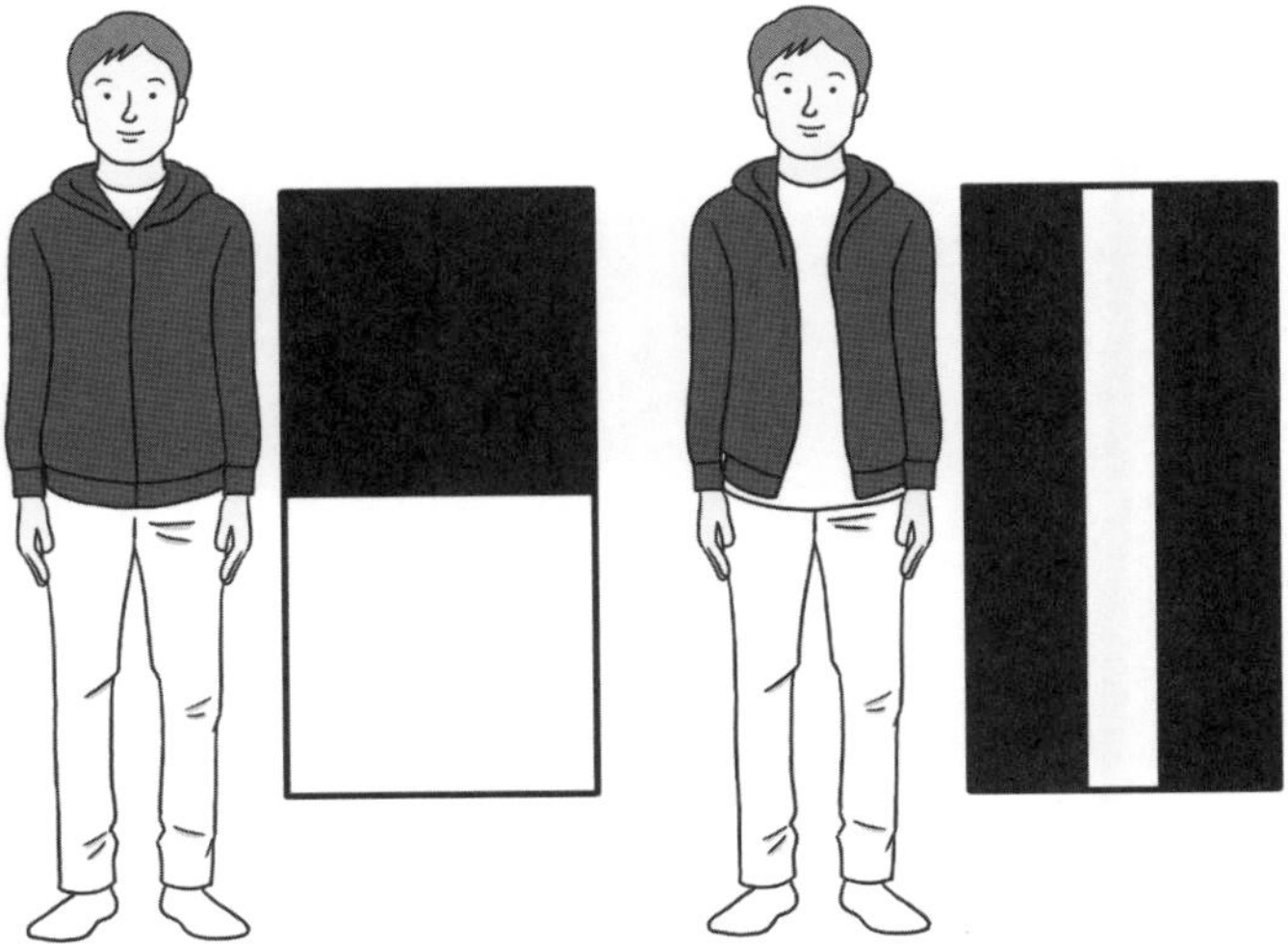

うにします。**同じ大きさの長方形を横に分割した場合と縦に分割した場合、縦に分割したほうが長く見えます**（155ページの図を参照）。

たとえば、**黒と白の組み合わせの場合、単に黒いトップスと白いボトムスを着るよりも、トップスもボトムスも白にして、その上に黒いジャケットやカーデガンをはおると、色が縦に分割され、背が高く見えるのです。**

手首や足首を露出する

アモーダル補完を使った方法としては、手首や足首を露出すると背が高く見えます。脳は、見えている部分の情報をもとに、見えていない部分の判断をします。つまり、**体の細い部分を見せるようにすると、見えていない部分も細いと思わせることができるのです**（次ページの図を参照）。

アモーダル補完を使った着こなし

細い部分を見せるようにすると、見えていない部分も
細いと思わせることができる

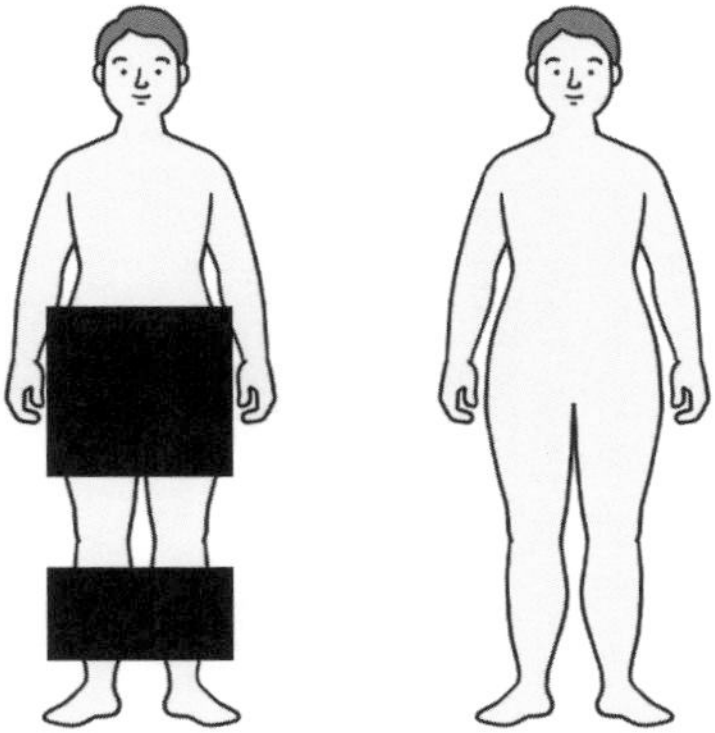

トップスのそでをまくったり、パンツをロールアップ
させたりすると、背が高い印象を与えることができる

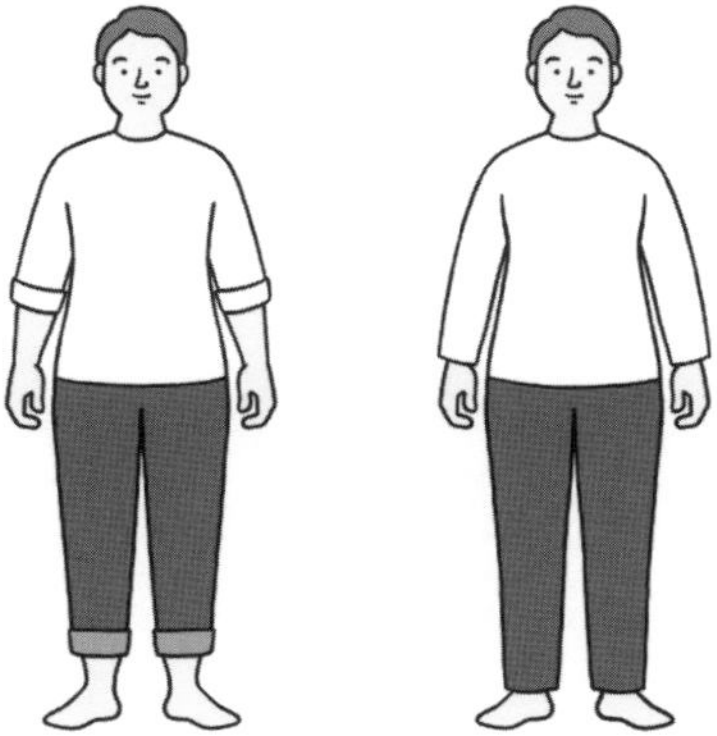

トップスのそでをまくったり、パンツをロールアップさせたりして、手首や足首が見えるようにすると、スリムで背が高い印象を与えることができます。

ヒールの高い靴の意外なメリット

もっと単純に、物理的に背を高く見せる方法もあります。その際たるものが、ヒールの高い靴をはくことです。

ヒールの高い靴、すなわち、ハイヒールをはけば、当然、ヒールの高さの分、背が高く見えます。しかし、ハイヒールをはくことによるメリットはそれだけではありません。意外な恩恵にあずかることができるのです。

まず、**姿勢がよくなります。**背すじを真っすぐ伸ばすのに最も単純な方法は、真上に向かって背伸びをすることです。ハイヒールをはくと、つま先立ちになり、体が前に倒れないように自然と背すじを伸ばして歩くことになります。**背すじが伸びれば、その分、身長が高くなります。**

さらに、**つま先立ちになることにより、足の裏のアーチがしっかりとし、アーチの高さの分も身長が高くなります。**のびタスの6番めのエクササイズ「つま先立ちウオーク」（72ページを参照）は、この効果を目的に考案したものです。

次に、ハイヒールをはくと、**腰の位置が高くなることで、足が長く見えます。**同じ身長でも、足が長いほうが、より背が高く見えるのはいうまでもありません。

さらに、表情や声のトーンも明るくなります。実際の身長よりも高く見られ、背すじも伸びることにより、**自信がみなぎってきて、さっそうとした雰囲気をまとうようになるのです。**

なお、ハイヒールをはくことに抵抗のある人向けにシークレットシューズがあります。シークレットシューズは、靴底のかかと部分が厚くなっており、その分、背を高く見せることができます。

ただ、人に知られないように背を高く見せることを揶揄《やゆ》する向きもあり、はいていることが知られるのを恐れて、二の足を踏む人も少なからずいるようです。そこで、シークレットシューズをはくにあたっての注意点をあげておきましょう。

シークレットシューズをはいていることが気づかれる最も多い理由は、ボトムスの丈が短いことです。靴底が厚くなっていれば、その分だけ足が長くなり、ふだんと同

シークレットシューズをはくときの注意点

❶シークレットシューズに合わせて丈を長く調整したボトムスをはく

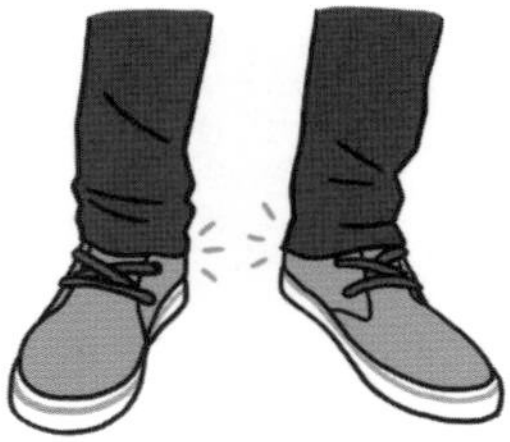

❷靴足の厚さが２～３センチ程度のものからはき始め、少しずつ厚いものに換えていく

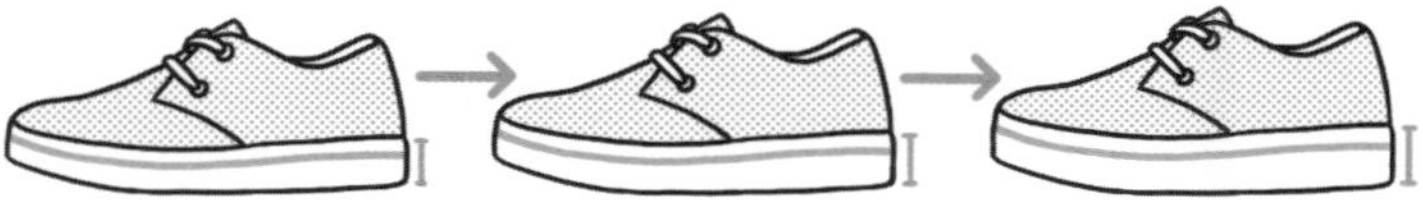

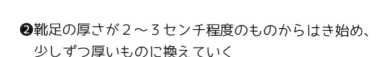

❸靴底のつま先からかかとまでが一体となっているスニーカータイプのものを選ぶ

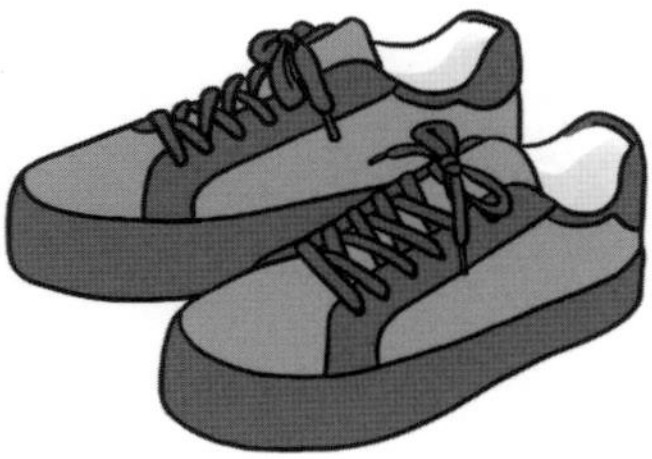

じ長さのボトムスをはけば、当然、丈が短くなります。**シークレットシューズをはくときは、シークレットシューズに合わせて丈を長く調整したボトムスをはくようにしましょう。**

また、靴底の厚さを徐々に増していくことも大切です。いきなり10センチも背が高く見えるシークレットシューズをはいたら、さすがに不自然です。**最初は2〜3センチ程度の厚さのものからはき始め、少しずつ厚いものに換えていくようにしてください。**

さらに、シークレットシューズであることがわかりにくいデザインのものを選びましょう。靴底のヒールの部分が分かれているタイプよりも、**靴底のつま先からかかとの部分までが一体となっているスニーカータイプがおすすめです。**

身長を測定するときのコツ

本章の最後に、身長を測定するときのコツを紹介しましょう。

背が低いことにコンプレックスをいだいている男性は、結婚紹介所や婚活サイトに提出するプロフィールの身長の欄に多少「盛って」記入することはめずらしくないそうです。

また、女性の場合でも、就職やオーディションのためのエントリーシートに、サバを読んで身長を記入したい気持ちになることがあるのではないでしょうか。

自分で記入する場合は、それでよいでしょうが、人に測定してもらう健康診断や身体測定の場合は、そういうわけにはいきません。そこで、身長を少しでも高く測定される方法を紹介します。

まず、**測定の時間を選択できる場合は、午前中のできるだけ早い時間をおすすめします。**第1章でもふれたように、二足歩行をする人間の体は重力の影響を受けやすく、午後の身長よりも午前の身長のほうが1〜2センチ高いといわれています。

測定するときの姿勢については、あごを引いたほうがよい、あごを突き出したほうがよいなど諸説ありますが、体形や骨格などによって個人差があるようです。**前日に何種類かの姿勢を試して、最も高く測定できた姿勢を再現するとよいでしょう。**参考のために、次ページに正式な身長測定の姿勢を図で示しました。

測定するときには、**深呼吸をして、下腹を引っ込めます。すると、肺がふくらみ、前弯《ぜんわん》した腰椎《ようつい》（背骨の腰の部分）が真っすぐになるので、マックスの身長を記録する**

正式な身長測定の姿勢（参考）

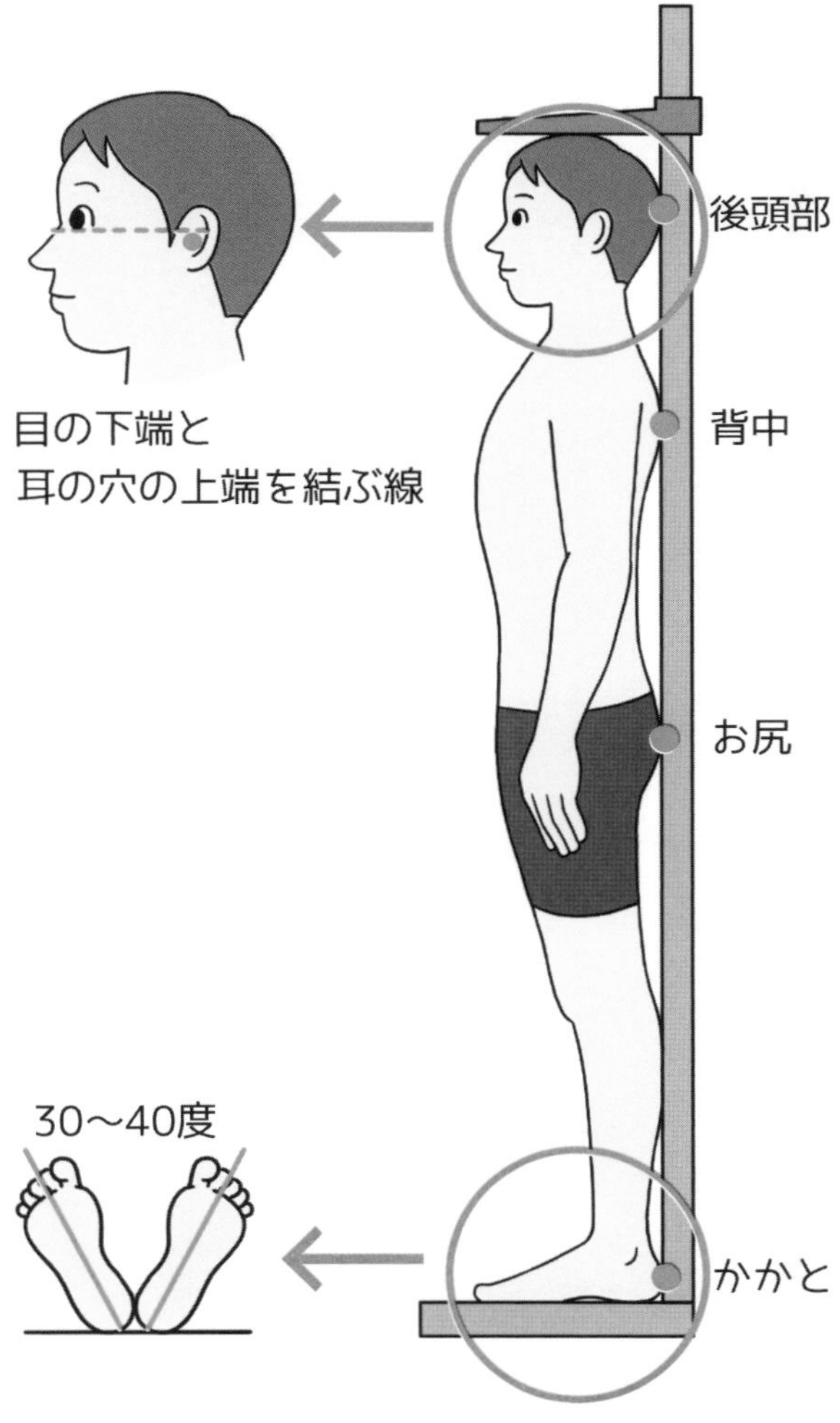

ことができます。

自分で身長を高めに記入するときは、多少の後ろめたさが伴《ともな》うでしょう。しかし、人に測定してもらった記録ならば、そのようなことがありません。ちょっとした工夫によって記録できた数字を堂々と口にしてください。

おわりに

2022年、ある女性がインターネット上でのライブ配信中に「身長が170センチ未満の男性には人権がない」といった趣旨の発言をして、大炎上したことがありました。バッシングを受けて彼女は謝罪をしましたが、「背の低い男性に魅力を感じない」というのが彼女の男性観であったことは否《いな》めないでしょう。

「はじめに」でもふれたように、私は子どものころから背が高く、現在も身長176センチと日本人男性の平均身長である170・8センチをかなり上回っています。そのため、これまで身長について深く考える機会があまりありませんでした。

しかし、本書を上梓《じょうし》するにあたって、さまざまな人たちの話をうかがい、その認識を改めるに至りました。世の中には、これほど多くの人たちが身長について悩んでいるという事実を知ったのです。

とくに、「170センチの壁」の話は印象的でした。これは、社会保険の関係から、年収が130万円を超えたときの目標収入である「160万円の壁」をもじった造語で、男性が女性にモテる条件を表しています。そのため、身長169センチ、あるいは168センチの男性が「誤差の範囲」と考えて、170センチと申告することはめずらしくないそうです。

今回、そうした人たちの話をうかがって気づいたのは、「身長が伸びるのは思春期まで。大人になったら身長が伸びることはない」という共通認識でした。

確かに、医学的には、思春期を迎えると骨端線《こったんせん》が閉じ、軟骨芽細胞《なんこつがさいぼう》の増殖《ぞうしょく》・成長が終わって、身長が止まるとされています。しかし、その一方で、**大人になってからも身長が伸びた人や、伸び続けている人が散見されるのも動かしようのない事実です。**

これはいったいどういうことだろう?――私は身長について、一から研究することにしました。その結果、紆余曲折《うよきょくせつ》をへて誕生したのが、本書で初公開した身長が1分で伸びるエクササイズ「のびタス」です。

のびタスは、**私の専門である骨格を中心に、代謝《たいしゃ》(体内での物質の変化や入れ代わり)やホルモンの分泌《ぶんぴつ》までを考慮して考案しました。その効果は、既存のどんな方法よりも高いと自負しています。**

いうまでもなく、のびタスは、男性だけのものではありません。**少しでも身長が高くなりたいという女性にも、男性とまったく変わらない効果が期待できます。**しかも、

ネコ背やＯ脚《オーきゃく》、ポッコリおなかが改善するなど、スタイルもよくなるという、うれしい副産物もあります。もちろん、思春期前のお子さんにもじゅうぶんな効果があります。

本書が、すべての「背が高くなりたい」という人の願いをかなえ、たくさんの笑顔をもたらすことを心から願って筆を擱《お》きます。

２０２３年　青葉若葉の候

著者記す

参考文献

『身体運動の機能解剖』
Clem W. Thompson, R. T. Floyd 著、中村千秋・竹内真希訳　医道の日本社
『病気を治したいなら肝臓をもみなさい』高林孝光著　マキノ出版
『ひざ痛がウソのように消える！ 1日40秒×2 ひざのお皿エクササイズ』
高林孝光著　CCCメディアハウス
『「宇宙医学」入門』宇宙航空研究開発機構取材協力　マキノ出版
『背がどんどん伸びる本』風本真吾著　三笠書房
『子どもの身長を伸ばすためにできること』額田成著　PHP研究所
『こどもの身長を伸ばす本』田中敏章著　講談社
『カラダを大きくする』野沢秀雄著　ベースボール・マガジン社

折れ線グラフで示してください（1マス＝1mm）。

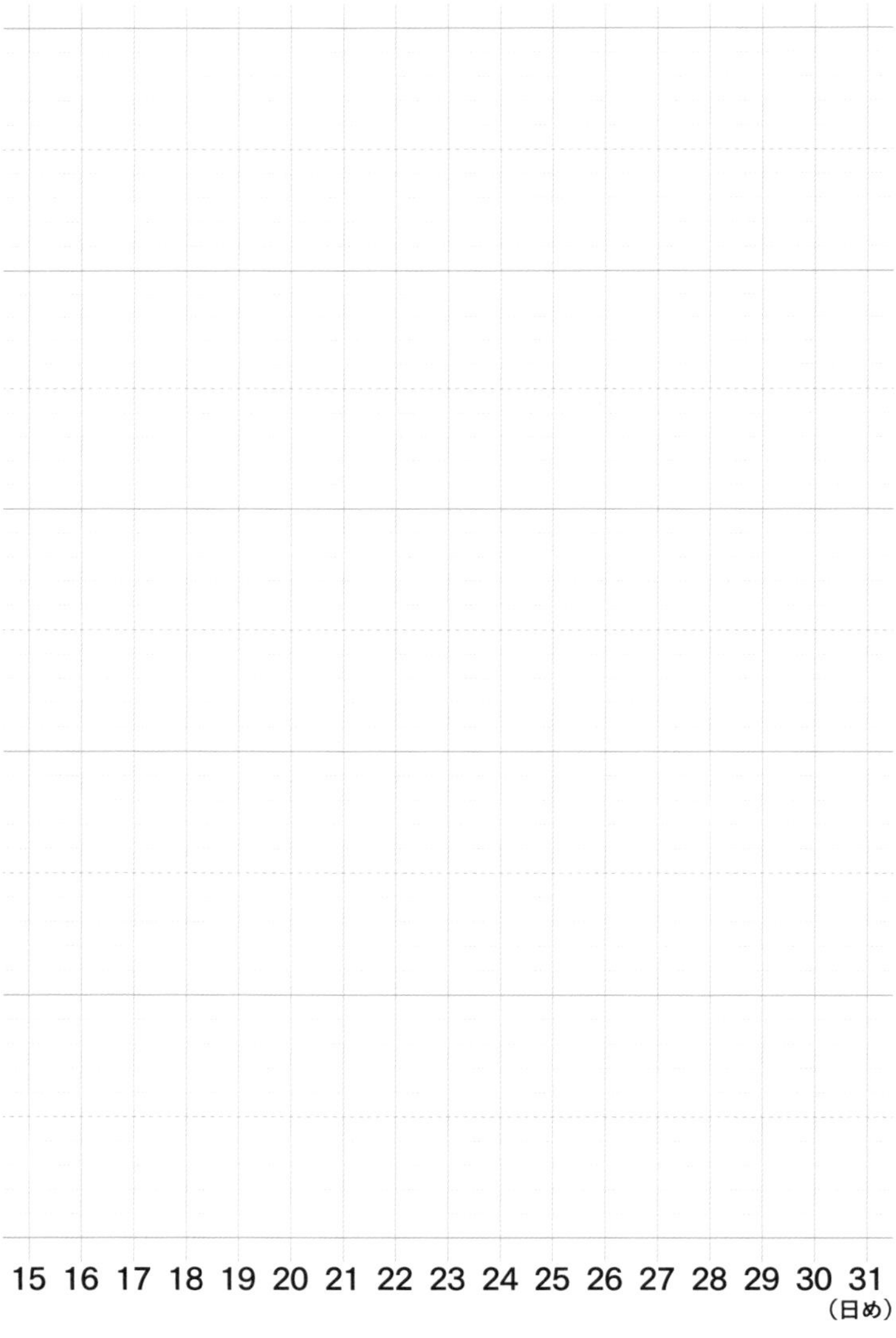

身長記録表

左端の枠内に自分の身長を記入し、毎日の推移を

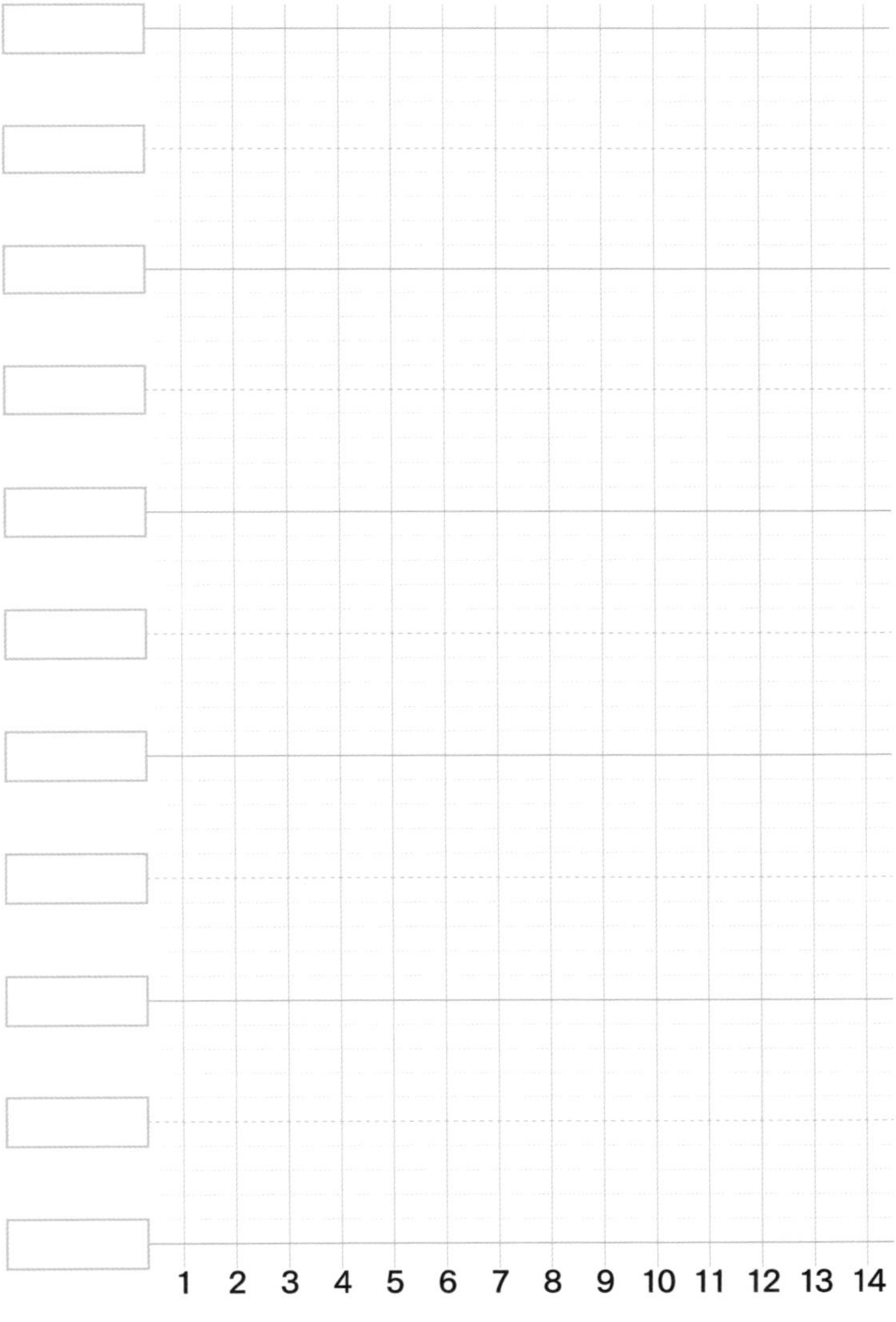

高林孝光（たかばやし・たかみつ）

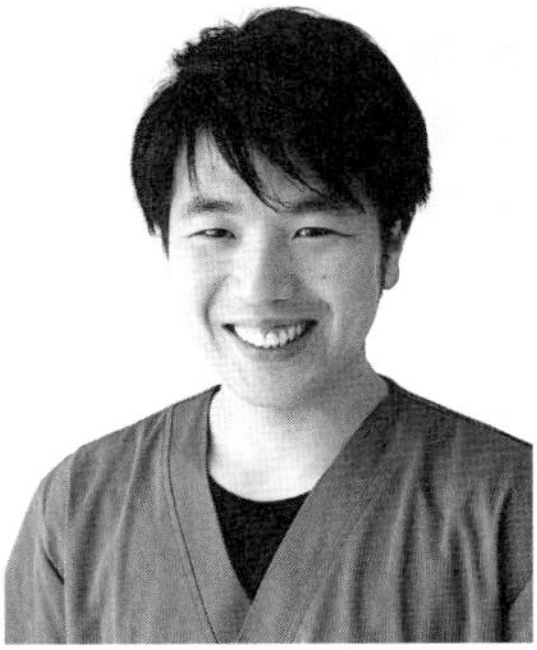

アスリートゴリラ鍼灸接骨院院長。治療家（鍼灸師・柔道整復師）として延べ10万人以上を施術。バレーボールのＪＯＣジュニアオリンピックカップ東京代表トレーナー、車椅子ソフトボール日本代表のチーフトレーナーを務めるなど、悩みをかかえるアスリートたちを治療。日本テレビ系列『ヒルナンデス！』では、肩こりの特集で全国の６人の治療家の１人に選ばれる。テレビ東京系列『追跡LIVE! SPORTSウォッチャー』では、アスリートのケガにくわしい専門家として解説。フジテレビ系列『ホンマでっか!?ＴＶ』では、運動機能評論家として紹介されるなどメディア出演多数。リクルートのウェブサイト『タウンワークマガジン』では、大人になっても身長を伸ばせるストレッチが話題となり、即効で２～３センチ伸びる人が続出。読売テレビ系列『朝生ワイド す・またん！ ＺＩＰ！』では、身長が伸びる体操に加えて、身長を伸ばすための食事や睡眠の方法も紹介し、同番組のYouTubeの再生回数は１ヵ月で６５１４回を数えた。２０２２年、雪印メグミルクの「かんたん骨体操」を考案。主な著書に『五十肩はこう治す！』（自由国民社）、『病気を治したいなら肝臓をもみなさい』（マキノ出版）、『ひざ痛がウソのように消える！ １日40秒×２ ひざのお皿エクササイズ』（ＣＣＣメディアハウス）など。

プロデュース＝中野健彦（ブックリンケージ）
編集協力＝狩野元春（ヤンドラ）
本文デザイン＝久保洋子
本文イラスト＝石崎伸子
校正＝川平いつ子

身長は伸びる！

二〇二三年（令和五年）六月一七日　初版第一刷発行
二〇二四年（令和六年）六月二二日　初版第七刷発行

著　者　高林孝光
発行者　石井　悟
発行所　株式会社自由国民社
東京都豊島区高田三－一〇－一一
〒一七一－〇〇三三
電話〇三－六二三三－〇七八一（代表）
造　本　JK
印刷所　プリ・テック株式会社
製本所　新風製本株式会社